Precise Surgical Management
of
Chiari Malformation

Chiari畸形的
精准手术治疗

郭付有　范涛　主编

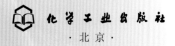

化学工业出版社

·北京·

内容简介

Chiari畸形是神经系统最常见的先天性畸形之一，国内Chiari畸形手术方式及术前检查尚不规范，远期手术效果不一。本书由国内Chiari畸形手术领域造诣深厚的权威专家对国内各临床治疗中心的大宗临床病例进行了分析和总结，主要内容包括：Chiari畸形的历史和病理机制、Chiari畸形的手术规范及治疗展望、成人Chiari畸形Ⅰ型的手术治疗、儿童Chiari畸形Ⅰ型的手术治疗、获得性Chiari畸形的手术治疗、Chiari畸形Ⅱ型的手术治疗、Chiari畸形合并寰枢关节脱位的手术治疗、Chiari畸形的翻修手术治疗、Chiari畸形减压术后并发症的防治、突发临床表现的急诊Chiari畸形的手术治疗、Chiari畸形合并脑积水的手术治疗和Chiari畸形合并脊柱侧凸的手术治疗。

本书作为国内首部Chiari畸形临床手术专著，必将会极大促进国内该病手术治疗效果的提高。

图书在版编目（CIP）数据

Chiari畸形的精准手术治疗/郭付有，范涛主编.—北京：化学工业出版社，2023.6
ISBN 978-7-122-43055-7

Ⅰ.①C… Ⅱ.①郭… ②范… Ⅲ.①神经外科手术 Ⅳ.①R651

中国国家版本馆CIP数据核字（2023）第039942号

责任编辑：张雨璐　李植峰
责任校对：宋　玮
装帧设计：王晓宇
出版发行：化学工业出版社（北京市东城区青年湖南街 13 号　邮政编码 100011）
印　　装：北京瑞禾彩色印刷有限公司
开　　本：710mm×1000mm　1/16　印张 13　字数 174 千字
版　　次：2023 年 5 月第 1 版
印　　次：2023 年 5 月第 1 次印刷
购书咨询：010-64518888
售后服务：010-64518899
网　　址：http://www.cip.com.cn

凡购买本书，如有缺损质量问题，本社销售中心负责调换。

定　　价：128.00元

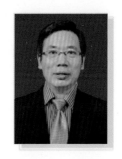

郭付有，教授，主任医师，留美归国学者，博士生导师；河南省神经系统畸形国际联合实验室主任，郑州大学第一附属医院南院区神经外科主任。中华人民共和国教育部学位论文评议专家，河南省、浙江省、广东省、江西省、河北省、山东省、湖北省等科技成果评审专家，国际著名SCI杂志Neurocritical Care、Aging-US、Cancer biology & Medicine、Neurotoxicity Research、Orphanet Journal of Rare Diseases等评审专家，中国医师协会神经外科医师住培/专培全国督导专家。

学术任职：中华医学会神经外科分会功能神经外科全国委员；中国抗癌协会脑肿瘤热疗和分子病理临床转化委员会主任委员；中国医师协会小儿脑胶质瘤委员会第一届全国副主任委员；中国医师协会周围神经肿瘤第一届全国副组长；河南省医学会神经外科分会青年委员会第一副主任委员。

2005年博士毕业于四川大学，获临床技能型博士学位，2007～2008年在美国密歇根大学进行博士后研究。每年独立手术治疗各种颅内肿瘤、脊髓肿瘤、脑血管病、功能神经外科疾病及各种畸形600台以上，术后并发症少，远期随访效果好；擅长各种颅内肿瘤包括功能区胶质瘤、颅底肿瘤尤其岩斜区肿瘤、脑干肿瘤、海绵窦肿瘤等各种高难度肿瘤的显微外科治疗；率先在河南省独立开展各种复杂颅颈交界畸形的微创减压＋钉棒内固定手术，尤其精于Chiari畸形合并脊髓空洞的手术治疗，已积累1000余例患者的手术经验；对小儿各种脑肿瘤的显微外科已积累大量手术治疗临床经验；对各种出血性脑血管病如动脉瘤夹闭术和缺血性脑血管病如Moyamoya病架桥术亦有一定造诣；擅长各种功能神经外科的手术如面肌痉挛和三叉神经痛微血管减压。近年来在郑州大学第一附属医院又率先开展了三叉神经痛的球囊压迫术，精准微创，安全有效。曾主译美国R. Shane Tubbs教授主编的《Chiari畸形》，填补了国内Chiari畸形尚未规范、精准治疗的空白。主持国家重点研发项目课题、国家自然科学基金和省部级课题4项，获河南省医学科学科技进步一等奖2项，培养研究生10余名，获中华人民共和国实用新型专利1项。

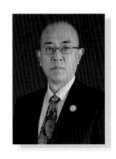

范涛，教授，主任医师，博士生导师，首都医科大学三博脑科医院副院长，脊髓脊柱外科中心主任，首都医科大学神经外科学院副院长。中国非公立医疗机构协会脊柱脊髓专业委员会主任委员；世界华人神经外科协会脊柱脊髓专家委员会副主任委员；中国医师协会神经外科医师分会脊髓脊柱专家委员会副主任委员；北京医学会神经外科分会脊髓脊柱专家组副组长；亚太颈椎学会国际执委；中华医学会神经外科分会脊柱脊髓学组委员。2012年北京优秀中青年医师。曾参与脊髓内肿瘤显微外科治疗的研究，获国家科技进步二等奖、北京市科技进步一等奖、北京市科技进步三等奖。Neurospine编委，Spine、Neurosurgical Review 审稿专家。

范涛教授首次提出缺血予处理对脊髓功能的保护作用；以神经显微外科技术＋脊柱内固定技术＋术中神经电生理技术＋微创脊柱手术技术相结合理念，全方位开展各种脊髓脊柱外科手术8000余台，包括显微手术治疗椎管内、脊髓内肿瘤及椎旁、脊柱原发和转移肿瘤的同时，可采用脊柱内固定技术矫正与维护脊髓肿瘤合并的脊柱侧弯、脊柱后突等严重脊柱畸形；首次提出Chiari畸形颅颈交界区脑脊液动力学分型及手术治疗策略，进一步完善规范了该类疾病的显微手术治疗策略；根据颅底凹陷合并与不合并寰枢椎脱位及脊髓空洞的分类特点，采用减压结合枕颈固定或C1-2固定融合技术治疗先天性颅底凹陷；首创颈椎前方经椎体开窗手术入路切除脊髓腹侧病变；采用神经显微外科技术治疗颈椎病、椎管狭窄及脊柱退变性疾病；首创提出并建立颈椎病单元的理念和方法，改进并提高了颈椎病的治疗方法及效果；采用通道微创脊柱技术治疗腰椎间盘突出和椎管内病变。发表国内外核心期刊论文60篇（含SCI）。举办并主持了22期全国脊髓脊柱应用解剖及手术技术研修班，累计学员400余人，均为国内各地区神经脊柱亚专业的技术骨干和后备力量。近十年来，在带领和推动我国神经脊髓脊柱亚专业的发展和推广普及方面，做出了重要的贡献。多次受邀参加国际学术会议讲学，在国际学术交流平台上，展示了我们中国神经外科医生在脊髓脊柱亚专业方面所做出的卓越工作和学术贡献。

Precise Surgical Management
of
Chiari Malformation

Chiari畸形的
精准手术治疗

本书编写人员

主　编　郭付有　范　涛

副主编　赵洪洋　邱　勇　闫东明　左玉超

编　者（按姓名汉语拼音排序）

范　涛（首都医科大学三博脑科医院）

郭付有（郑州大学第一附属医院，
　　　　河南省神经系统畸形国际联合实验室）

何　中（南京大学医学院附属鼓楼医院）

胡　岩（郑州大学第一附属医院）

刘献志（郑州大学第一附属医院）

娄永利（郑州大学附属郑州中心医院）

邱　勇（南京大学医学院附属鼓楼医院）

司　雨（北京大学第三医院）

宋来君（郑州大学第一附属医院）

汪　磊（华中科技大学同济医学院附属协和医院）

王　蒙（郑州大学第一附属医院）

王寅千（首都医科大学三博脑科医院）

谢京城（北京大学第三医院）

谢　嵘（复旦大学附属华山医院）

闫东明（郑州大学第一附属医院）

赵洪洋（华中科技大学同济医学院附属协和医院）

周迎春（华中科技大学同济医学院附属协和医院）

左玉超（郑州大学第一附属医院）

    Chiari 畸形疾病发现于 19 世纪末，至今已经走过百年历史。在国内，随着现代神经影像学检查的普及，临床诊疗水平的进步，该病越来越受到大家的重视。然而，关于 Chiari 畸形的术前评估、手术方式的选择，以及翻修手术的再治疗等，学界还存在着一些争议，临床上亟需对 Chiari 畸形规范治疗的专著，以期提高临床疗效，改善患者预后。

    《Chiari 畸形的精准手术治疗》是国内关于 Chiari 畸形精准手术的首部专著。当今神经外科已经进入网络神经外科阶段，新技术、新理念、新术式不断涌现，此书的面世，恰逢其时。本书的诊断与治疗理念与国际接轨，注重术前多模态神经影像学评估，尤其是脑脊液流体动力学评估脊髓空洞以及减压手术的个体化治疗策略。

    本书共十三章，涵盖了该病的病理机制，手术规范，治疗进展，成人 Chiari 畸形I型和II型的精准手术，Chiari 畸形合并脱位、合并脊髓空洞、合并脑积水、合并脊柱侧弯的手术治疗，儿童 Chiari 畸形的手术治疗，获得性 Chiari 畸形的手术，二次翻修手术，急症手术等。

    《Chiari 畸形的精准手术治疗》的主编郭付有和范涛二位教授，以及参加本书编写的此领域的多位知名专家，对本书倾注了大量的心血，经过多轮审校，反复斟酌，最终付梓成书。该书图文并茂，内容丰富，实用性、指导性强，很多经典临床病例均来自我国长期从事 Chiari 畸形治疗的专业团队。相信本书的出版，将为国内专注于 Chiari 畸形疾病的神经外科、骨科、小儿外科及相关科室的同仁提供很有价值的专业参考与指导，有助于进一步推动我国 Chiari 畸形诊治水平的提高。

赵继宗

中国科学院院士
国家神经系统疾病临床研究中心主任
首都医科大学神经外科学院院长
首都医科大学附属北京天坛医院教授主任医师
2022 年 10 月 3 日

前言 PREFACE

Chiari 畸形是神经系统最常见的先天性畸形之一，国内 Chiari 畸形手术方式及术前检查尚不规范，远期手术效果不一。本书由国内 Chiari 畸形手术造诣深厚的权威专家对国内各临床治疗中心的大宗临床病例进行分析和总结，主要内容包括：Chiari 畸形的历史和病理机制、Chiari 畸形的手术规范及治疗展望、成人 Chiari 畸形 I 型的手术治疗、儿童 Chiari 畸形 I 型的手术治疗、获得性 Chiari 畸形的手术治疗、Chiari 畸形 II 型的手术治疗、Chiari 畸形合并寰枢关节脱位的手术治疗、Chiari 畸形的翻修手术治疗、Chiari 畸形减压术后并发症的防治、突发临床表现的急诊 Chiari 畸形的手术治疗、Chiari 畸形合并脑积水的手术治疗、Chiari 畸形合并脊柱侧凸的手术治疗。作为国内首部 Chiari 畸形临床手术专著，期望可以极大促进国内该病手术治疗效果的提高。

本书为全国各地的众多学者共同撰稿，百家之言的阐述重点和撰稿风格不尽相同，加之编著者学识所限，本书难免有不足之处，真诚希望各位不吝赐教，衷心希望各位同道对本书的内容予以批评指正。

在本书编写过程中，得到化学工业出版社的鼎力支持，郑州大学第一附属医院和北京三博脑科医院各级领导和科内同仁提供了热心的帮助和鼓励，谨以致谢。

郭付有　范　涛

2022 年 9 月 30 日

11 突发临床表现的急症 Chiari 畸形的手术治疗   149

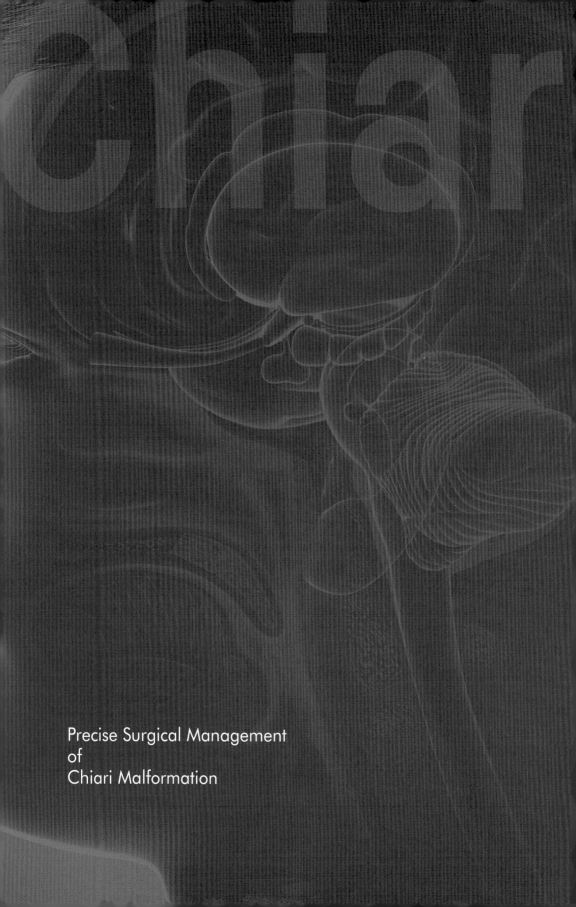

Precise Surgical Management
of
Chiari Malformation

1

Chiari畸形的
历史和病理机制

1.1 Chiari畸形手术的历史

1891年，奥地利的病理学教授Hans Chiari在德国大学进行解剖学研究时，从尸体标本上发现了小脑扁桃体疝入椎管内这一病理现象，并发表在《Deutsche Medizinische Wochenschrift》杂志。该尸体标本是一位17岁女性，死于伤寒。Chiari教授在解剖时发现"小脑扁桃体呈钉状延长，于小脑下方内侧分成两个锥形突起，并挤压延髓"，他还根据疝入椎管内容物的不同，将其分为三种类型，即经典的Chiari分型。

实际上，Chiari教授并不是第一个注意到这一现象的人。1641年，荷兰内科医生和解剖学家Nicolaes Tulp在Observationes Medicae杂志就曾描述了一例先天性脊髓发育异常，小脑扁桃体、脑干疝入椎管的病例。苏格兰的John Cleland在1883年也报道过一例小脑扁桃体下疝合并脑积水的病例，但他们没有对这一现象进行更彻底的研究。

1894年，Julius Arnold教授在海德堡开展解剖学研究，发现了一个四脑室和小脑扁桃体下疝不合并脑积水的婴儿病例。后来他的学生把这一病理现象命名为"Arnold-Chiari malformation"。但目前大多人把这一病理现象简化称为Chiari畸形。

在20世纪的早期，医生们开始尝试后颅窝减压手术。1938年，来自蒙特利尔的Penfield和Coburn报告了一名29岁的女性患者，她听力丧失，右脸麻木；既往史包括婴儿期因胸椎"脊柱裂"而截肢；体格检查时，存在眼球震颤、右侧角膜反射消失、躯干性共济失调。医生没有将小脑扁桃体下疝作为鉴别诊断，而是考虑为听神经瘤对患者进行了后颅窝探查减压手术。这位患者再也没有恢复意识，术后2个月死亡。在尸检中，他们发现了Chiari II型畸形和脑积水。Penfield和Coburn建议在未来的减压手术中应保留小脑扁桃体完整，并将枕骨大孔的后缘与C1、C2的后段一起切除。

1938年，McConnell和Parker发表了他们对5名Chiari畸形I型患者进行后颅窝减压术的结果。其中两名患者取得了成功。1945年，Bucy和Lichtenstein成功地为一名40岁无脑积水的Chiari畸形妇女进行了减压手术。1948年，Chorobski和Stepien为一名枕后头痛的Chiari畸形妇女进行了手术，她的症状完全消除。1957年，Gardner和Goodall报告了通过手术治疗脊髓空洞症，他们对17名患者进行了后颅窝减压，并封闭了假想的脊髓空洞和第四脑室之间的联系。17名患者中13例病情好转，3例症状加重，1例死亡。在他们的系列研究中，一些患者的术前症状有所改善。在接下来的几十年里，Gardner和Goodall的宣传使得后颅窝减压术在小脑扁桃体下疝手术中被广泛采用。

1.2　Chiari畸形的病理机制

对于Chiari畸形疾病病理机制和病因学的研究，可以为临床表现提供合理的解释，为针对性的治疗提供依据。Chiari畸形常合并脊髓空洞，以及骨骼、肌肉及神经系统的其他畸形。先天性小脑扁桃体下疝畸形其确切病因尚不清楚，目前大致有如下几种理论。

后颅窝骨性结构发育异常学说　颅底的发育一般经历间质细胞形成、软骨化和骨化三个阶段，任何一步出错都可能导致骨骼发育缺陷、枕骨或枕髁发育不良，如狭颅症、Klippel-Feil 综合征、寰枕融合等。目前已经提出该病理异常可能与第2、9、14和15号染色体有关。例如，最近发现了NKX2-1基因（14q13.3）的一个突变，该突变提供了使蛋白质Nkx-2.1产生的指令，Nkx-2.1是同源框蛋白家族的成员，参与早期胚胎发育期间前脑的形成。在一名患有Chiari畸形的女孩中，另一个潜在的突变可能涉及编码低氧诱导因子2-α（HIF-2-α）的EPAS1（2p21），该因子与软骨内和膜内骨化有关。这些遗传性疾病可能会导致小脑扁桃体突出。

颅腔过度拥挤学说　过度拥挤的后颅窝是改良的Gardner流体力

学理论、枕骨发育不良理论、神经管生长紊乱理论和脑室扩张不足理论的组成部分。无论是先天性、外伤性还是病理性原因，如蛛网膜囊肿、先天性生长过度综合征等，任何因素使颅腔内容物体积增大都将导致后颅窝拥挤、小脑下疝、后组颅神经受损，产生相应的神经功能缺损症状。过度拥挤的后脑通过小脑幕切迹向上疝出，通过枕骨大孔向下疝出，也阻碍了脑脊液循环，导致脑积水。在一项研究中，Chiari畸形I型的成年患者后颅窝脑组织占据83.3%的空间，而在健康个体中，颅后窝脑组织占据79%的空间。这种程度的后颅窝拥挤本身是否足以导致后脑疝尚不清楚。然而更有可能的是，过度拥挤的现象与其他因素协同作用，共同导致小脑扁桃体疝出。

颅颈压力梯度学说 该学说认为小脑扁桃体下疝可能是颅颈交界区脑脊液压力差过大的结果，如特发性颅内高压，脑积水引起的颅内高压，或脑脊液漏引起的颅内低压、脊膜膨出等。自从Chiari最初描述以来，脑积水是Chiari畸形的病因还是结果的问题就一直存在争议。压力梯度学说的有效性受到了牵引学说、后颅窝过度拥挤学说等学者的质疑。人们注意到，只有约15%的脑膜膨出患者出生时就有外部可识别的脑积水，这使得人们对原发性胎儿脑积水在Chiari畸形I型中所起的作用产生了怀疑。

牵引学说 该学说认为脊柱裂、脊髓拴系、脊髓脊膜膨出的患者，由于脊髓固定在脊柱裂处，在生长发育过程中，脊柱和脊髓生长速度不同，脊髓不能按正常情况上移造成脊髓及小脑组织向下迁移，产生小脑扁桃体下疝。也有学者认为脊髓受牵拉的影响主要局限在腰骶部，胸段以上很少受累，同时脊髓栓系综合征的患者不都合并有小脑扁桃体下疝畸形，故认为脊髓脊膜膨出与小脑扁桃体下疝无关。

颅颈交界区失衡学说 Goel等人提出Chiari畸形I型患者伴或不伴脊髓空洞症的发病机制主要与寰枢椎不稳有关。他们研究了65例Chiari畸形患者，尽管颈椎动力位影像学检查没有发现寰枢椎不稳定的证据，但这些患者都进行了寰枢椎内固定术，而非枕下减压术，且其中63名患者显示术后症状得到了立即改善。后来，他们又研究388例Chiari畸形I型患者行寰枢椎固定术，术后99.4%的患者症状得到改善。于是他们提出寰枢椎不稳是Chiari畸形I型患者的基础，小脑扁桃体下疝只是一种保护机制，是一个"安全气囊"，防止脊髓和脑干因不稳定而被挤压。但这一新的学说仍是极具争议的，Wagner等人认为没有足够的证据支持寰枢椎不稳是Chiari畸形的发病机制。Salunke等人也表明，对寰枢椎稳定的患者行C1-C2内固定的手术效果与单纯枕下减压术带来的疗效相当，但前者却要牺牲活动度。

小脑扁桃体下疝畸形患者常合并脊髓空洞，而Chiari畸形相关脊髓空洞的发病机制至今并不明确。早在1564年Etienne就提出脊髓病理性空洞的改变，而脊髓空洞症（Syringomyelia）的名称则是于1873年由Oliver提出的。Gardner最早报道Chiari畸形I型伴脊髓空洞病例，并提出该疾病源于胚胎后期颅后窝脑组织脑底通道形成延迟，致使第四脑室脑脊液压力增高，第四脑室正中孔及侧孔形成后这种情况依然存在，第四脑室高压脑脊液进入中央管导致空洞产生。

Williams并不认同Gardner的理论，依据自己的研究提出颅内和椎管内脑脊液的压力差产生导致本病，当病人咳嗽、用力屏气时胸内压增高，继发椎管内静脉压力升高，使椎管内脑脊液产生压力搏动，椎管内脑脊液由枕骨大孔进入颅内，此时下疝的小脑扁桃体充当单向活瓣的作用，使压力增高的颅内脑脊液不能由枕骨大孔通畅流出，部分脑脊液挤入脊髓中央管导致脊髓空洞。

脊髓静脉淤血理论 由Levine提出，即枕大孔区由于小脑扁桃体下疝致梗阻时，咳嗽、用力等活动及脑脊液搏动会影响髓内压，在梗阻区近端压力会增高，而梗阻远端依然处于低压状态，梗阻区近端髓内小血管塌陷，远端扩张，血管扩张会压迫脊髓组织、扰乱血-脊髓屏障，使晶体液超滤聚积导致空洞形成。

Josephson等的观点 脊髓内部与脊髓蛛网膜下腔压力不平衡导致空洞形成，在小脑扁桃体下疝产生枕骨大孔区梗阻时，部分脑脊液搏动压力沿脊髓向远端传播，脊髓内部压力高于蛛网膜下腔压力，两者压力不平衡导致脊髓组织向外扩张，形成的空腔立即被脊髓细胞外液填充，形成空洞。这种理论可以解释中央管外髓内脊髓空洞的形成。

综上可以看出，下疝继发的脑脊液动力学改变在脊髓空洞产生、发展的过程中扮演着重要角色，目前尚没有一种理论可以完美阐明脊髓空洞的发生机制。

近年来，脑脊液动力学方面的研究引人关注，随着MRI新技术的发展和应用，脑脊液电影检查可评估脑脊液流动、小脑扁桃体的节律性运动方面的信息，为该病的术前诊断和术后评估、随访提供了更加丰富的信息。脑脊液动力学研究的发展及其相关成果使学者们不再局限于从解剖角度理解Chiari畸形，开始从一个新的方向去认识、研究Chiari畸形I型疾病，并以其成果指导疾病的临床诊治。

Chiari畸形I型患者脑脊液动力学的研究主要集中在脑脊液流速的变异。Quigley等报道Chiari畸形I型患者脑干前方旁正中部位的脑脊液峰流速较正常人明显增高，呈现一种湍流样形式；高脑脊液流速提示高压力差，头向流动的高流速及流动不确定性有助于解释下疝病人更易于并发脊髓空洞而不是脑干空洞。McGirt等对130例接受手术治疗的Chiari畸形I型患者进行研究分析，81%的病人存在脑脊液动力学异常，其术后症状改善率是脑脊液正常病人的4.85倍。Wang等报道Chiari畸形I型患者C2、C3处颈髓前方及后方，脑脊液的头、尾向双向峰流速均低于健康对照组；而Chiari畸形I型患者中脑导水管处脑脊液的头向峰流速更低，尾向峰流速更高；这些异常的脑脊液动力学表现在患者行后颅窝减压术后均可以得到改善。Chiari畸形I型患者脑脊液流速曲线变异可表现在空间上的定量改变和时间上的节律改变。Clarke等对18名Chiari畸形I型患者及10名健康人进行对照研究发现，在心动周期内，不伴脊髓空洞的Chiari畸形I型患者蛛网膜下腔脑脊液流速峰值及脑脊液流动的头向-尾向转向时间均早于伴脊髓空洞的Chiari畸形I型患者和健康人，这种现象可能有助于解释脊髓空洞产生及发展的机理。

范涛通过磁共振相位对比电影技术研究了126例Chiari畸形I型患者，通过对颅颈交界区脑脊液动力学的定性分析，将Chiari畸形I型脑脊液循环障碍按脑干腹侧间隙、四脑室间隙及小脑扁桃体后间隙，分成三种类型（图1-1）。I型：脑脊液梗阻位于小脑及小脑扁桃体后的颅后窝间隙。Ⅱ型：脑脊液梗阻位于中脑导水管及第四脑室间隙，小脑及小脑扁桃体后的颅后窝间隙。Ⅲ型：脑脊液梗阻位于脑干腹侧间隙、第四脑室间隙及小脑扁桃体后间隙。根据不同的分型，进行不同的减压策略。梗阻只位于小脑及小脑扁桃体后的颅后窝间隙，在骨性减压的基础上行硬膜下减压，包括硬膜T形剪开，扩大成形，保持蛛网膜完整。如果三种通路都发生梗阻，将实施彻底的蛛网膜下减压，包括烧灼或软膜下切除下疝的小脑扁桃体、松解局部粘连及疏通四脑室正中孔脑脊液循环。如果梗阻同时位于中脑导水管及第四脑室，小脑及小脑扁桃体后的颅后窝间隙，将参考术中情况，比如以骨性减压后术中B超的结果来决定减压的方式。如枕骨大孔后方脑脊液循环无明显改善，行脑脊液循环重建手术。这样有效地减少了手术并发症的发生，并提高了手术治疗效果。

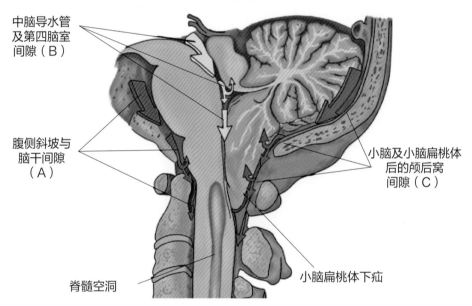

图1-1　Chiari畸形Ⅰ型脑脊液动力学分型

A：脑干腹侧间隙；B：第四脑室间隙；C：小脑扁桃体后间隙

Ⅰ型：脑脊液梗阻位于小脑及小脑扁桃体后的颅后窝间隙。Ⅱ型：脑脊液梗阻位于中脑导水管及第四脑室间隙，小脑及小脑扁桃体后的颅后窝间隙。Ⅲ型：脑脊液梗阻位于脑干腹侧间隙、第四脑室间隙及小脑扁桃体后间隙

参考文献

1. Fan T,Zhao H,Zhao X,et al. Surgical management of Chiari I malformation based on different cerebrospinal fluid flow patterns at the cranial-vertebral junction. Neurosurg Rev,2017,40(4):663-670.

2. Fiaschi P,Morana G,Anania P,et al. Tonsillar herniation spectrum:more than just Chiari I. Update and controversies on classification and management. Neurosurg Rev,2020,43(6):1473-1492.

3. Vurdem,U E,Acer,N,Ertekin,T,et al. Analysis of the volumes of the posterior cranial fossa,cerebellum,and herniated tonsils using the stereological methods inpatients with Chiari type I malformation. The Scientific World Journal,2012,1-7.

4. R. Shane Tubbs,Mehmet Turgut,W. Jerry Oakes. 郭付有,赵洪洋,主译. Chiari畸形. 新加坡:伊诺科学出版社,2021.

5. Iqbal S,Robert A P,Mathew D. Computed tomographic study of posterior cranial fossa,foramen magnum,and its surgical implications in Chiari malformations. Asian J Neurosurg,2017,12(3):428-435.

6. McGirt M J,Atiba A,Attenello F J,et al. Correlation of hindbrain CSF flow and outcome after surgical decompression for Chiari I malformation. Childs Nerv Syst,2008,24(7):833-840.

7. Brock R S,Taricco M A,de Oliveira M F,et al. Intraoperative ultrasonography for definition of less invasive surgical technique in patients with Chiari type I malformation. World Neurosurg,2017,101:466-475.

8. Goel A. Is atlantoaxial instability the cause of Chiari malformation? Outcome analysis of 65 patients treated by atlantoaxial fixation. J Neurosurg Spine,2014,22(2):116-127.

9. Karaaslan B,Börcek AÖ,Uçar M,et al. Can the etiopathogenesis of Chiari malformation be craniocervical junction stabilization difference? morphometric analysis of craniocervical junction ligaments. World Neurosurg, 2019,128:e1096-e1101.

10. Wagner,A,Grassner,L,Kgl,N,et al. Chiari malformation type I and basilar invagination originating from atlantoaxial instability:a literature review and criticalanalysis. Acta Neurochir (Wien),2020,162(11):1553-1563.

11. Salunke P,Karthigeyan M,Malik P,et al. Changing perception but unaltered reality:how effective is C1-C2 fixation for Chiari malformations without Instability? World Neurosurg,2020,136:e234-e244.

12. Gardner W J. Hydrodynamic mechanism of syrmgomyelia:its relationship to myelocele. J Neurol Neurosurg Psychiatry,1965,28(3):247-259.

13. Williams B. The distending force in the production of communicating syringomyelia. Lancet,1969,2(7613):189-193.

14. Levine D N. The pathogenesis of syringnmyelia associated with lesions at the foramen magnum:a critical review of existing theories and proposal of a new hypothesis. J Neurol

Sci,2004,220(1-2):3-21.

15. Josephson A,Greitz D,Klason T,et al. A spinal thecal sac constriction model supports the theory that induced pressure gradients in the cord cause edema and cyst formation. Neurosurgery,2001,48(3):636-645.

16. Quon J L,Grant R A,DiLuna M L. Multimodal evaluation of CSF dynamics following extradural decompression for Chiari malformation Type I. J Neurosurg Spine,2015,22(6):622-630.

17. Hekman K E,Aliaga L,Straus D,et al. Positive and negative predictors for good outcome after decompressive surgery for Chiari malformation type 1 as scored on the Chicago Chiari Outcome Scale. Neurol Res,2012,34(7):694-700.

（王寅干，范　涛　首都医科大学三博脑科医院）

chiar

Precise Surgical Management
of
Chiari Malformation

2

Chiari畸形的
手术规范及治疗展望

2.1 Chiari畸形手术治疗现状

最近的40年，得益于对Chiari畸形的病理生理学和自然病史理解的深入，以及影像学检查技术的进步，对Chiari畸形治疗的研究进展迅速，该患者群体的治疗效果明显改善。更重要的是，这证明了Chiari畸形是一种手术治疗有效的疾病，并且使曾经被认为注定终身残疾的患者在手术后过上了相对正常的生活。

当今外科治疗Chiari畸形I型的共识是行枕下减压手术，手术目的是解除脑干及神经组织的压迫，恢复颅颈交界区脑脊液的正常循环。目前临床常见的两种手术方式为单纯后颅窝骨性减压，骨性减压+硬膜扩大成形（伴或不伴小脑扁桃体切除或电凝术）。硬膜扩大成形术还存在争议，争议点主要在于术中是否处理小脑扁桃体。迄今，世界范围内尚无Chiari畸形的治疗共识或指南。

对于Chiari 畸形I型患者，手术通常适用于有明显症状或脊髓空洞症进展的患者。手术可以防止症状和神经功能缺损的进一步发展，但不能保证这些症状和神经功能缺损的逆转。枕骨大孔减压术的目的是增加枕骨大孔的空间以降低压力并改善脑脊液流量。迄今还没有一种统一标准（骨窗大小？硬膜缝合的方式？自体筋膜还是人工硬膜修补？闩部是否探查？小脑扁桃体是否切除？）。如果枕下减压不能缓解脊髓空洞症，二期可能需要分流。有研究显示，Chiari畸形伴脊髓空洞并脊柱侧弯的患儿在枕骨大孔减压术后，脊髓空洞可能会停止或改善，脊柱侧凸的矫正手术则可能不用实施，尤其对于脊柱侧弯<40°、年龄小于10岁的患儿，行枕下减压术后即可使侧弯变得稳定或改善。

尽管骨性减压是一种非常安全的技术，但在控制和缓解成年Chiari 畸形I型患者的临床症状和脊髓空洞症方面似乎并不可靠和有效。文献报道显示，成人Chiari 畸形I型患者行骨性减压加硬膜扩大成形的空洞缩小率达100%，而单纯骨性减压手术仅64%；骨性减压加硬膜扩大成形术的二次翻修手术发生率为0，而单纯骨性减压手术高达9%，但是前者的并发症发生率高于单纯骨性减压。美国Krishna中心报道一组47例Chiari畸形I型患者，在术中采用单纯后颅窝骨性减压的患者术后并发症发生率低，但随访的临床症状复发率高达31.9%。Bolognese在2020年对共实施15000例手术的63位国际Chiari畸形专家问卷调查显示：单纯行枕下减压的Chiari畸形患者需要二次翻修手术率达25%，其中81%的外科医生会采用打开硬膜的手术方式进行硬膜扩大成形术。

因此，从全球范围来看，神经外科医生还是更倾向于骨性减压加硬膜扩大成形及处理小脑扁桃体。根据笔者所在临床中心的经验，切除小脑扁桃体减压最充分，尤其有纤维膜阻塞脑脊液循环者，更应探查闩部，切除纤维膜并打通脑脊液循环。这对显微操作技术要求更高，手术准入门槛也更高，病人获得的受益也更多。

2.2　Chiari畸形研究进展

当前影像学及流体动力学的快速发展，使得Chiari畸形I型合并脊髓空洞患者的治疗基于临床症状、影像解剖学和脑脊液流体动力学等指标的紧密结合，实行个体化的精准手术治疗，改变传统上依靠临床症状和MRI影像解剖学的二维治疗模式。

2.2.1　精准评估

Chiari畸形的最佳治疗策略应通过术前精准评估来实现。目前，术前精准评估越来越受到大家的重视，尤其是脑脊液流体动力学及流动成像，逐渐成为研究的热点。脑脊液的流体动力学长期以来被认为对Chiari畸形I型的诊断和治疗起着重要的作用。蛛网膜下腔脑脊液运动的流体动力学定量可能更好地反映了疾病的病理生理学，并与目前临床上使用的磁共振测量一起作为预后指标。研究人员发现，Chiari畸形Ⅰ型患者的脑脊液速度和压力与健康人相比存在差异。然而，有必要进一步研究以确定流体动力学参数（如脑脊液流速、压力、流动阻力和颅脊髓顺应性）变化与临床方面（如神经症状、严重程度的放射学证据和手术成功）之间的因果关系。MRI解剖影像学评估除常规MRI序列T1及T2加权像和后颅骨容积测定外，3D-CISS序列有时可在术前明确CSF循环通路上有无粘连或纤维膜，从而为手术方案制定提供重要依据。

还有通过运动敏感MRI技术（主要是电影相位对比）在枕骨大孔水平上对脑脊液流量进行检测，这种技术的最大优势在于进行动态的过程研究，而不是描述静态的解剖特征。其他先进的成像技术也经常用于评估Chiari畸形患者，包括：使用心脏门控相位对比MRI在枕骨大孔区进行脑脊液流动成像，使用心脏门控电影MRI检查枕骨大孔处的小脑扁桃体搏动，弥散张量成像（DTI）检测，DTI显示的白质损伤严重程度可作为术后结果的可靠预测指标。

2.2.2　待解决的问题

Chiari畸形是如何发生的，为什么会发生？哪些患者是外科治疗的最佳适应者？所有这些问题在21世纪仍有待解决。这些是既简单而又难以回答，值得深入研究的问题。

研究显示：小脑扁桃体下疝的程度与症状的严重程度并不相关。由于4种Chiari畸形表现出广泛的结构异常，一些专家就是否需要1.5型这样的亚类进行了辩论，还有人质疑Ⅳ型是否真的可以被视为Chiari畸形。

Chiari畸形的自然史也需要更仔细的研究。美国密苏里医学院的Diane Mueller指出，这需要一个国家或国际中心更密切地跟踪这些患者的症状转归情况，以及哪些患者需要接受手术治疗，哪些患者不需要接受手术治疗。他指出，"我们真的并不了解这种疾病的真实自然史"。

2.3　Chiari畸形治疗展望

　　现阶段，对Chiari畸形的治疗仍旧以外科手术治疗为主，疾病的病因治疗以及疾病的预防仍在探索研究中。我们甚至畅想，在未来有没有可能找出其确切致病基因，进行"基因手术"治疗，通过修复或敲除引起Chiari畸形的致病基因，甚至在母体胎儿早期采取宫内基因手术干预进行早期预防。

2.3.1　致病基因

　　疾病的治疗重在预防，如何从基因遗传方面着手需要进行大量的研究。如果能在基因研究层面取得突破，必将对该病的治疗产生质的飞跃。

　　科学家对Chiari畸形基因的理解也在不断发展。早期的研究已经将Chiari畸形与2号、15号和9号染色体的异常联系起来，但这仍处于初始阶段。目前，国外研究发现，在患有Chiari畸形的黑猩猩中发现了一个新的具有破坏性的*LRP5*基因突变。Aldesia Provenzano最新研究显示，Chiari畸形I型有明显的基因遗传倾向，而且是显性遗传，它与许多症状相关基因有关联，包括*ERF*，*FGFR1*、*FGFR3*的变异，尤其是染色体重组基因，其蛋白质结构错乱导致严重的神经发育障碍，调节染色质结构的基因变异能够引起局部解剖结构的改变，引起一系列相关症状。

　　Aintzane Urbizu的研究发现，胶原基因中罕见的基因变异对Chiari畸形I型的重要作用，并表明Chiari畸形有无伴随结缔组织疾病可能致病基因也不一样，在Chiari畸形I型患者中的六个基因（*COL7A1*、*COL5A2*、*COL6A5*、*COL1A2*、*VEGFB*、*FLT1*）出现的罕见变异明显更加频繁。

　　病理生理学工作组建议启动一个基因图谱项目，这一疾病的遗传部分还有较多的空白，这将是一项巨大的任务。精准基因定位将是我们今后重点的研究方向之一。未来的基因测序也许将同影像学检查一样重要，对Chiari畸形患者进行常规基因测序筛查。

2.3.2　精准手术

临床中对于Chiari畸形患者术前应做到个体化的精准评估，精准施术。单纯骨性减压手术适用于只有小脑扁桃体下疝，而无脑脊液动力学异常、无脊髓空洞、无颅颈交界区不稳的患者。

枕下骨性减压加硬膜扩大成形术（扁桃体烧灼/切除）适用于Chiari畸形合并脊髓空洞患者。据报道，约80%～85%的患者在初次减压后出现空洞消退或明显缩小。脊髓空洞症可在多达10%～20%的患者中再次出现，原因可能是减压不足或瘢痕组织形成过多，导致脑脊液流动受阻。另一方面，接受扁桃体烧灼术的患者，其空洞改善的概率是其他患者的6.11倍，且无明显的围手术期并发症。

枕下骨性减压联合硬膜成形术以及假膜切除，适用于第四脑室出口有蛛网膜假膜的患者，切除第四脑室出口梗阻的蛛网膜可以明显缓解脊髓空洞和临床症状。因此，除了打开两层硬脑膜外，还需要正确处理蛛网膜假膜，手术才能成功。

枕下骨性减压加后路内固定术，适用于寰枢关节脱位/颅底凹陷的Chiari畸形不稳定型患者，通常表现为颅颈骨解剖异常，如齿状突后屈或颅底凹陷。如果只单纯实施后颅窝减压，术后经常发生枕颈不稳的并发症；若后路减压复位不理想，脑干腹侧受压的临床症状未见缓解甚至加重，可二期经口腔或鼻腔行前路齿状突切除术。

2.3.3　量化评估

Chiari畸形是神经外科最常见的先天畸形之一，而未来精准神经外科的重要特征是数字化神经外科。其中可量化工具是准确评估Chiari畸形、进行精准管理的核心特征。众所周知，由于缺乏统一可靠的标准，症状的描述通常是主观的，而根据患者的主观描述，临床结果容易出现明显的偏差。手术是否能真正有益于患者，应采用可靠的可量化的测量工具进行分析。

2012年，Aliaga L首次报道了一种新的评估Chiari畸形术后结果的评分系统，该评分系统根据芝加哥Chiari畸形量表（CCOS）进行定量评估，临床实践中证明该评分系统是有用和可靠的。2015年，Greenberg等人提出Chiari畸形严重程度指数（CSI）用于预测Chiari畸形病人的预后。 2020年，Feghali J提出了最新的名为SHORE的新评分系统，这是一种新的预测工具，可用于成人Chiari畸形减压手术后改善情况的评估。随着个体评估的定量测量工具的发展演变，为Chiari畸形患者的术后评估提供了更多的可量化的数据。将Chiari畸形进行量化评分，也是数字化神经外科的重要标志和努力方向之一。

2.4 结语

现今Chiari畸形的精准手术治疗理念为：扩大颅后窝容积，减轻神经组织的压迫，建立局部结构的稳定性，恢复脑脊液循环通路和积极有效的术后康复。术前的精准评估，手术方式的个体化选择，术中的精准操作，数字化评分系统客观量化术前、术后的症状对比，是获得良好的规范化治疗的重要支撑。

参考文献

1.McClugage S G,Oakes W J.The Chiari I malformation. Journal of neurosurg Pediatr, 2019,24(3):217-226
2.郭付有.成人Chiari畸形I型的治疗共识和争议. 中华脑科疾病与康复杂志,2021,11(4):65-67.
3.Pasquale Gallo,Phillip Correia Copley,Shannon McAllister.The impact of neurosurgical technique on the short and long-term outcomes of adult patients with Chiari I malformation. Clin Neurol Neurosurg,2021,200:106380.
4.Krishna V,McLawhorn M,Kosnik-Infinger L,et al. High long-term symptomatic recurrence rates after Chiari-1 decompression without dural opening:a single center experience. Clinical

Neurology Neurosurgery,2014,118:53-58.

5.Bolognese PA,Brodbelt A,Bloom AB,et al. Professional profiles,technical preferences,surgical opinions,and management of clinical scenarios from a panel of 63 international experts in the field of Chiari I malformation. World Neurosurg,2020,140:e14-e22.

6.Shaffer N,Martin B,Loth F. Cerebrospinal fluid hydrodynamics in type I Chiari malformation. Neurol Res,2011,33(3):247-260.

7. Piper R J,Pike M,Harrington R,et al. Chiari malformations:principles of diagnosis and management. BMJ,2019,365:1159.

8. Voelker R. Chiari conundrum:researchers tackle a brain puzzle for the 21st century. JAMA,2009,301(2):147-149.

9. Benjamin Langridge,Edward Philips,David Choi. Chiari malformation type 1:a systematic review of natural history and conservative management. World Neurosurg,2017,104:213-219.

10. Mueller D M,Oro' J J.Prospective analysis of presenting symptoms among 265 patients with radiographic evidence of Chiari malformation type I with or without syringomyelia. J acad nurse pract,2004,16(3):134-138.

11. Boyles A L,Enterline D S,Hammock PH. Phenotypic definition of Chiari type I malformation coupled with high-density SNP genome screen shows significant evidence for linkage to regions on chromosomes 9 and 15. Am J Med Genet A,2006,140(24):2776-2785.

12. Stanko K M,Lee Y M,Rios J,et al. Improvement of syrinx resolution after tonsillar cautery in pediatric patients with Chiari Type I malformation. J Neurosurg Pediatr,2016,17(2):174-181.

13. Aldesia Provenzano,Andrea La Barbera. Chiari 1 malformation and exome sequencing in 51 trios:the emerging role of rare missense variants in chromatin-remodeling genes.Human Genetics,2021,140:625–647.

14.Urbizu A,Garrett M E,Soldano K,et al. Rare functional genetic variants in COL7A1,COL6A5, COL1A2 and COL5A2 frequently occur in Chiari Malformation Type 1. PLoS One,2021, 16(5):e0251289.

15. Aliaga L,Hekman K E,Yassari R,et al. A novel scoring system for assessing Chiari malformation type I treatment outcomes. Neurosurgery,2012,70(3):656-664.

16. Greenberg J K,Milner E,Yarbrough C K,et al. Outcome methods used in clinical studies of Chiari malformation Type I:a systematic review. J Neurosurg, 2015,122(2):262-272.

17. Feghali J,Chen Y,Xie Y,et al. The impact of depression on surgical outcome in Chiari malformation type I:an assessment based on the Chicago Chiari Outcome Scale. J Neurosurg Spine,2020,24:1-8.

（左玉超，郭付有　郑州大学第一附属医院）

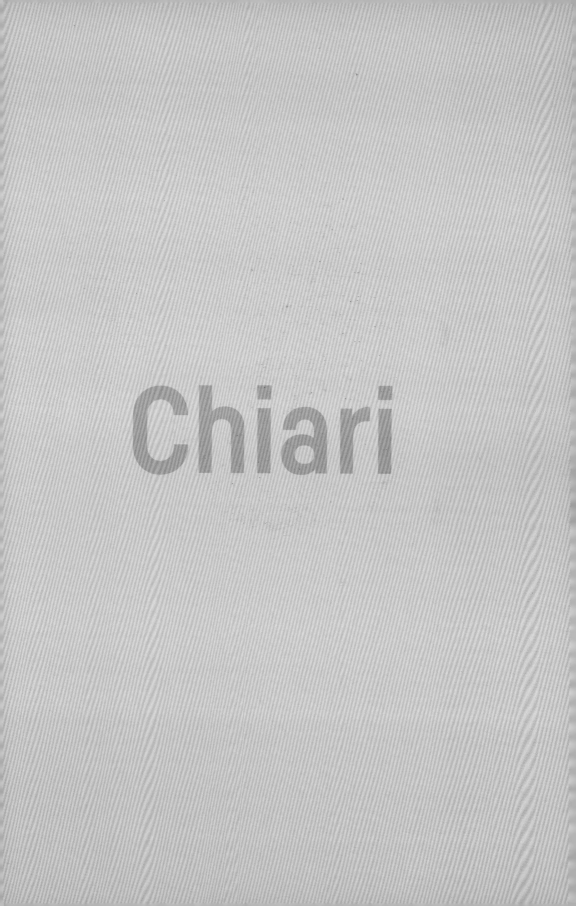

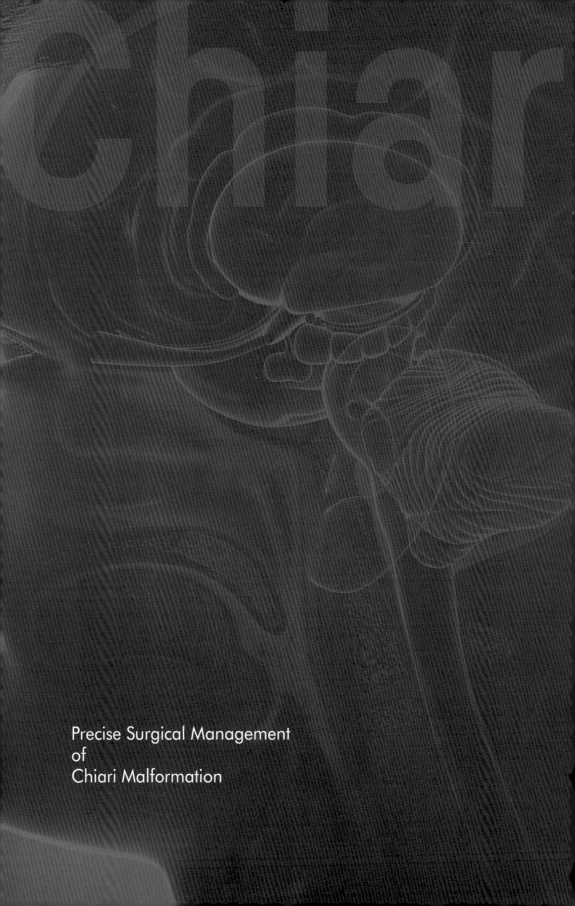

Precise Surgical Management
of
Chiari Malformation

3

成人Chiari畸形Ⅰ型的
精准手术治疗

3.1　成人Chiari畸形I型概述

　　Chiari畸形又称小脑扁桃体下疝畸形，通常指小脑扁桃体低于枕骨大孔水平>5mm，该疾病为纪念病理学家Hans Chiari而命名。既往Chiari畸形分为四型：I、II、III和IV型。国外最新分型包括以下8种亚型：Chiari 0、Chiari I、Chiari 1.5、Chiari II、Chiari III、Chiari 3.5、Chiari IV和Chiari V型畸形。临床上最常见的是Chiari畸形I型，即单纯小脑扁桃体下移而无第四脑室及脑干的下疝，以成人多见，平均发病年龄为41岁（12 ～ 73岁），女性稍多（男：女=1：1.3）其中约50% ～ 75%的患者合并有脊髓空洞，约30% ～ 50%的患者合并有骨质畸形，包括颅底凹陷、寰枕融合、寰枢关节脱位、Klippel-Feil畸形以及脊柱侧弯等。本章重点阐述成人Chiari畸形I型合并脊髓空洞的精准操作及显微手术技巧。

3.2　成人Chiari畸形I型的症状和体征

　　将Chiari畸形相关的症状分为以下三组：I因正常脑脊液循环受到干扰而引起的症状；II因脑桥、延髓（脑干）压迫引起的症状，小脑症状；III因小脑扁桃体下降和颅神经牵拉引起的症状。故典型临床表现：头痛尤其后枕部的疼痛常因Valsava动作所诱发，眼球震颤、平衡障碍、声音嘶哑和吞咽困难亦不少见。其他常见表现为：单个或多个肢体力弱或麻木、感觉分离等。

　　由于本病呈缓慢进行性加重，一旦出现上述临床症状建议尽早手术治疗，否则神经系统症状会进行性恶化，晚期出现严重神经功能障碍如"爪形手"（图3-1）、"夏科式关节"（图3-2）、"皮肤溃烂"（图3-3），乃至四肢瘫痪而致残，少数患者因延髓受压可导致呼吸骤停而猝死。

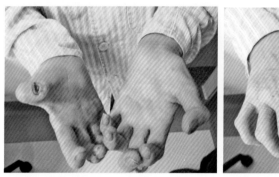
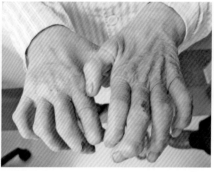

图3-1 Chiari畸形患者晚期，骨间肌、大小鱼际肌均萎缩，手指呈典型爪形手，双手不能拿重物，已丧失大部分生活能力

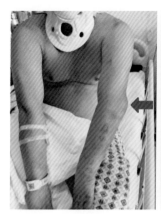
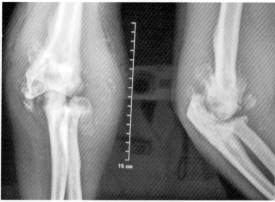

图3-2 Chiari患者左侧肘关节呈夏科式关节，X线显示病变关节及邻近骨退行变显著，骨破坏及新骨形成，可合并积液及肿胀、脱位等

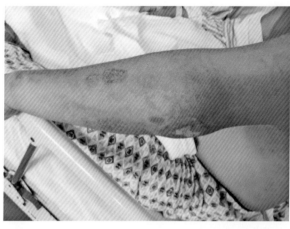
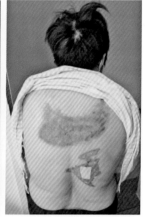

图3-3 Chiari患者皮肤反复溃烂，皮肤因脊髓空洞使神经支配致迁延不愈，左图显示肘关节处，右图显示胸背部反复溃烂

3.3 成人Chiari畸形I型的手术适应证与禁忌证

3.3.1 手术适应证

① 颅颈交界区MRI显示有小脑扁桃体变尖并疝入颈椎管，伴有脊髓空洞者。

② Chiari畸形I型患者没有脊髓空洞，但患者出现小脑或延髓症状或体征，如出现Valsava动作导致的枕下部疼痛、颈部活动受限、声音嘶哑、吞咽困难、共济失调、眼球震颤等临床症状者。

③ 早期无临床症状的Chiari畸形I型患者随访过程中出现临床症状者。

3.3.2 手术禁忌证

① 单纯影像学MRI显示小脑扁桃体下疝但无临床症状和体征者。

② 手术区域局部有急、慢性感染者。

③ 患者及其家属不同意手术者。

3.4 成人Chiari畸形Ⅰ型的手术要点

3.4.1 手术目的

解除脑干及神经组织的压迫，恢复颅颈交界区脑脊液（CSF）的正常循环通路。

3.4.2 手术步骤及要点

① 患者取俯卧位，头架固定头部，颈部屈曲，充分张开枕下区域。

② 后正中切口自枕外粗隆至C2棘突水平，沿项白线依次切开各层组织，暴露枕鳞部分骨质及寰椎后弓，铣刀铣除靠近枕骨大孔处枕鳞部分骨质，骨瓣大小约3cm×3cm，必要时咬除寰椎后弓或C2椎板。

③ 寰枕筋膜若明显增厚，需要切除增生的筋膜以解除膜性压迫。

④ Y型剪开硬脑膜并妥善结扎枕窦，显微镜下先剪开枕大孔区蛛网膜，探查双侧小脑扁桃体下疝程度及是否有粘连（小脑扁桃体之间或小脑扁桃体与脑干之间）。若有粘连，需要松解。然后依次切除双侧小脑扁桃体使之回缩至枕大孔后唇以上，继续向上探查第四脑室底闩部有无纤维膜阻塞CSF循环。若有纤维膜，需彻底切除，确保CSF循环通畅。

⑤ 硬膜取自体筋膜或人工硬膜，严密扩大缝合硬膜囊，游离骨瓣解剖复位以防小脑下垂并发症，依次严密缝合各层组织。

⑥ 术毕嘱轴位翻身，若坐立或下床时建议佩戴颈托3个月。

3.5 典型病例

病例1 女，22岁，以"右上肢麻木，感觉减退2年，加重1个月"为主诉入院。

现病史：患者2年余前出现间断右上肢麻木、乏力，右上肢提重物后诱发，休息后缓解。无行走不稳，无头痛、头晕。1个月前上述症状加重。于当地医院就诊，辅查颅颈交界区MRI示：小脑扁桃体下疝伴脊髓空洞。今为求进一步诊治，门诊以"小脑扁桃体下疝伴脊髓空洞"收入院。自发病以来，食欲正常，睡眠正常，大小便正常，精神正常，体重无减轻。

查体：神经系统检查无阳性体征。MRI检查显示小脑扁桃体下疝伴颈5-胸1水平脊髓内异常信号，考虑脊髓空洞（图3-4）。颅颈交界区CT检查显示颅颈连接畸形：①寰枕融合，颈2、颈3椎体及棘突融合；②颅底凹陷（图3-5）。脑脊液流动MRI成像未见CSF循环梗阻。

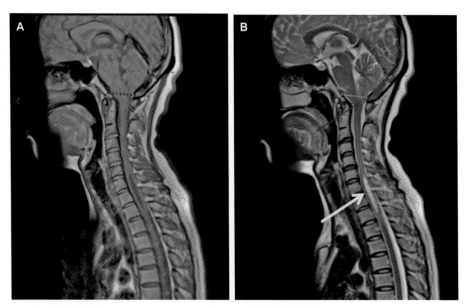

图3-4　术前矢状位MRI显示小脑扁桃体下疝约5.5mm，合并C5-T1脊髓空洞。A图T1像
　　　　MRI红色虚线表示枕骨大孔连线；B图T2像MRI绿色虚线显示枕骨大孔连线，红
　　　　色实线显示小脑扁桃体呈楔形疝入颈椎管，黄色实线显示C5-T1脊髓空洞

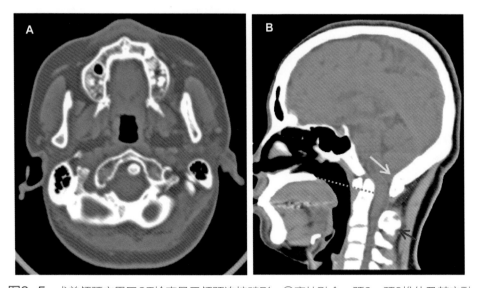

图3-5　术前颅颈交界区CT检查显示颅颈连接畸形：①寰枕融合，颈2、颈3椎体及棘突融
　　　　合；②颅底凹陷。图A示轴位头颅CT三维重建，寰齿间隙稍宽且稍左偏但未明显
　　　　脱位；图B蓝色虚线为McGregor线（硬腭后缘至枕鳞外板最低点连线），齿状
　　　　突高于该连线7mm，即颅底凹陷，黄色箭头显示寰枕融合，红色箭头显示颈2、
　　　　颈3椎体及棘突融合

入院诊断：①Chiari畸形I型合并C5-T1脊髓空洞；②寰枕融合，颈2、颈3椎体及棘突融合；③颅底凹陷。术前脑脊液流动成像未见脑脊液循环梗阻及颅颈连接不稳，手术行单纯枕下减压+小脑扁桃体切除术+硬膜扩大成形术。

术中探查：未见蛛网膜异常增厚及粘连，第四脑室出口亦未见假膜形成，术毕CSF循环通畅（图3-6）。

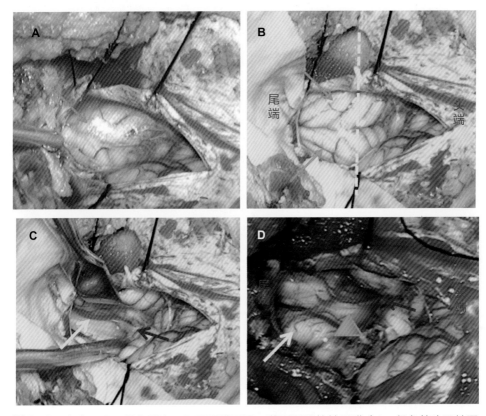

图3-6 术中所见及操作要点：打开硬膜可见一薄层透明的蛛网膜（A：绿色箭头示蛛网膜）；剪开蛛网膜可见双侧小脑扁桃体下疝至颈椎椎管，枕大池消失（B：绿箭头示双侧小脑扁桃体，黄色虚线显示枕骨大孔后缘水平线）；解剖分离双侧小脑扁桃体，可见脑干和小脑下后动脉（posterior inferior cerebellararltery，PICA）和第四脑室出口及脉络丛（C：黄色箭头显示PICA，紫色箭头显示第四脑室出口及脉络丛）；依次切除双侧小脑扁桃体，可见受压的脑干，第四脑室出口处CSF流出通畅（D：黄色箭头示脑干，紫色箭头示第四脑室出口，局部CSF可见流出，绿色三角箭头显示切除的小脑扁桃体）。因此，本例精准手术的重中之重是磨除寰枕融合增厚的骨质+切除双侧小脑扁桃体+硬膜扩大成形术

随访：术后3个月复查，临床症状明显改善，脊髓空洞明显缩小，效果理想（图3-7）。

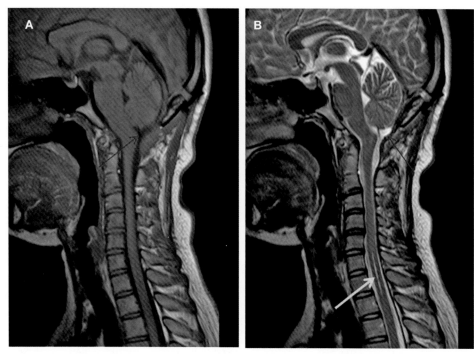

图3-7　术后3个月复查，颅颈交界区MRI显示：下疝扁桃体切除理想（A：红色箭头显示切除小脑扁桃体），术后枕大池重建佳，C5-T1脊髓空洞明显缩小，临床症状显著改善（B：红色箭头显示重建的枕大池，黄色箭头显示脊髓空洞）

病例2　女，59岁，以"颈、背、胸部麻木疼痛，感觉减退4年，加重2年"为主诉入院。

现病史：患者4年前无明显诱因出现颈、背、胸部麻木疼痛，伴感觉减退。2年前疼痛麻木加重，伴上肢感觉消失。无行走不稳，无下肢感觉减退。于当地医院按"颈椎病"诊治（具体用药不详），疗效差，症状进行性加重，遂辅查MRI示：Chiari畸形伴脊髓空洞。今为求进一步诊治，门诊以"Chiari畸形合并脊髓空洞"收入院。自发病以来，食欲正常，睡眠正常，大小便正常，精神正常，体重无减轻。

入院查体：颈短，后发际低，左上肢感觉分离（+），余神经系统未见异常。

辅助检查：MRI显示小脑扁桃体下疝约6mm，伴颈2-胸3脊髓空洞（图3-8）；颅颈交界区X线和64排三维CT重建排除有无颅底凹陷、寰枢关节脱位或寰枕融合；术前常规脑脊液流动MRI成像报告：第四脑室入口通畅，出口梗阻（图3-9）。

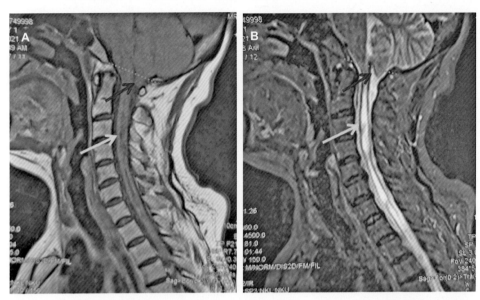

图3-8　术前矢状位MRI显示小脑扁桃体下疝约6.8mm，伴颈2-胸3脊髓空洞，A图T1像MRI绿色虚线表示枕骨大孔连线，红色箭头显示下疝小脑扁桃体，黄色箭头显示脊髓空洞；B图T2像MRI绿色虚线显示枕骨大孔连线，红色实线显示小脑扁桃体呈楔形疝入颈椎管，黄色箭头显示脊髓空洞

　　术中探查：术中见蛛网膜异常增厚呈条索状，小脑扁桃体下疝至颈椎椎管C1水平，局部蛛网膜与小脑扁桃体及脑干粘连紧密，并包绕双侧PICA，CSF循环受阻（图3-10），显微镜下切除双侧靠近中线处及闩部下疝小脑扁桃体，彻底松解四脑室出口处蛛网膜，术毕CSF循环通畅。

　　随访：术前脑脊液流动成像显示中脑导水管通畅，第四脑室入口通畅、出口梗阻。流量测定示中脑导水管处收缩期向下峰流速14.62cm/s，舒张期向上峰流速17.29cm/s，平均向下流量为0.025ml/心动周期，平均向上流量为0.023ml/心动周期，平均净流量为0.002ml/心动周期，方向向下（图3-11A）。

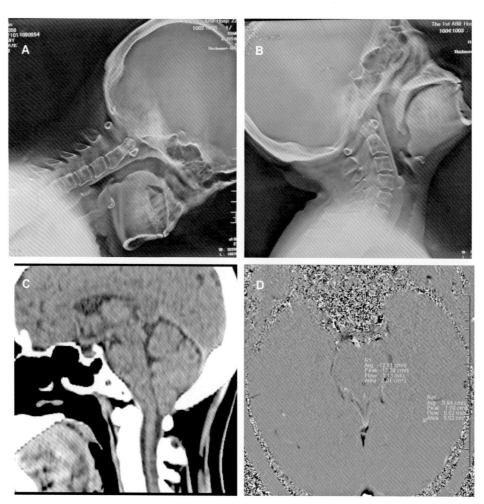

图3-9　术前颅颈交界区X线排除有无颅底凹陷、寰枢关节脱位或寰枕融合等。A、B显示过屈位、过伸位X线未见上述骨质畸形；C：术前颅颈交界区三维CT进一步证实未见上述骨质畸形；D：术前常规脑脊液流动MRI成像报告显示第四脑室入口通畅，出口梗阻，说明该Chiari畸形合并脊髓空洞患者有脑脊液循环梗阻，术中务必探查第四脑室出口并彻底解决出口梗阻

　　术后3个月脑脊液流动成像显示：中脑导水管、第四脑室出入口通畅。流量测定显示：中脑导水管处收缩期向下峰流速8.94cm/s，舒张期向上峰流速4.1cm/s，平均向下流量为0.018ml/心动周期，平均向上流量为0.015ml/心动周期，平均净流量为0.003ml/心动周期，方向向下（图3-11B）。

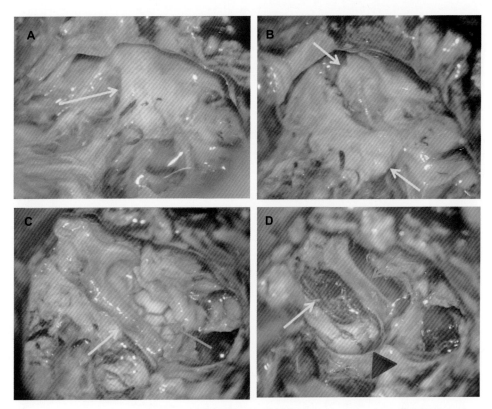

图3-10 术中所见及操作要点：打开硬膜可见异常增厚的蛛网膜，与小脑扁桃体及脑干粘连严重（A：黄色箭头示异常增厚蛛网膜）；粘连组织包绕双侧PICA，CSF流出受阻（B：黄色箭头示异常增厚蛛网膜并包绕PICA）；锐性解剖分离蛛网膜与PICA之粘连，显露PICA及脑干（C：黄色箭头显示PICA，绿色箭头显示脑干）；依次切除双侧小脑扁桃体，妥善保护脑干穿支血管，第四脑室出口处CSF流出通畅（D：黄色箭头示脑干穿支血管，绿色箭头示PICA，紫色三角形箭头显示经彻底松解局部粘连后第四脑室出口CSF流出通畅）。因此，该手术除切除增厚硬膜外的寰枕筋膜和双侧小脑扁桃体外，本例精准手术的核心是分离、松解异常增厚的蛛网膜及其粘连，并彻底打通CSF循环通道

　　术后3个月随访，临床症状明显改善，颈、背、胸部麻木疼痛消失，脊髓空洞明显缩小（图3-11C、图3-11D）。

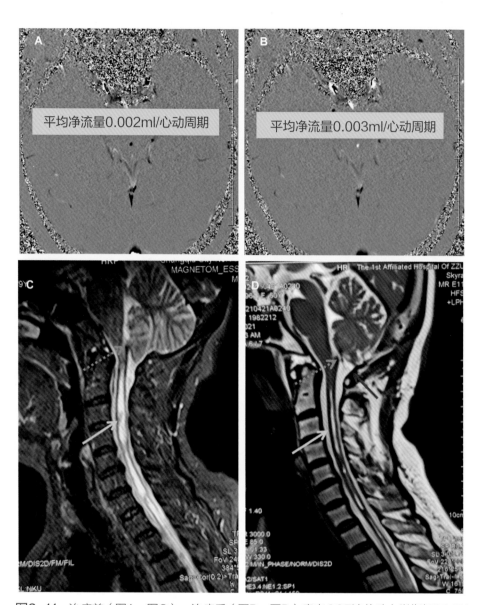

图3-11　治疗前（图A、图C）、治疗后（图B、图D）患者CSF流体动力学指标和MRI
　　　　影像学的变化。图A，术前脑脊液流动成像显示：中脑导水管和第四脑室入口
　　　　均通畅、而出口梗阻，方向向下平均净流量为0.002ml/心动周期。图B，术后
　　　　3个月脑脊液流动成像显示：中脑导水管下端、第四脑室出口、出口均通畅，
　　　　平均净流量增至0.003ml/心动周期。图C，T2像正中矢状位MRI显示除小脑
　　　　扁桃体下疝外，绿色虚线显示第四脑室出口明显梗阻，黄色实线显示脊髓空洞
　　　　显著。D图，显示枕下减压术后3个月T2像MRI显示脊髓空洞明显缩小，红色
　　　　实线示切除的小脑扁桃体和重建的枕大池，绿色虚线显示第四脑室出口CSF
　　　　循环通畅，第四脑室出口与枕大池之间类似建立了"马六甲海峡"水通道，黄
　　　　色实线显示脊髓空洞显著缩小

病例3 女，51岁，以"双手变形5年，双上肢麻木、感觉减退1年余"为主诉入院。

现病史：5年前无明显诱因出现双手变形，手指握力差，曾到当地县医院内科按"风湿性关节炎"进行治疗，效果不明显。双手变形进一步加重，伴大、小鱼际肌萎缩，抓持物体时易滑脱。1年前无明显诱因出现双上肢麻木感，伴感觉减退及行走不稳，无头晕、头痛，无晕厥，无意识障碍，无视力障碍，无恶心、呕吐。再次于当地医院就诊，行CT检查提示：①所见颈胸腰椎水平脊髓异常信号影，建议MR增强检查除外室管膜瘤；②小脑扁桃体尖、下疝；③颈4-5/颈5-9/颈6-7椎间盘突出；④胸椎侧弯畸形；⑤所见颈胸腰椎骨质增生。近日上述症状较前加重，伴四肢乏力，伴间断头晕、头痛，今为求进一步诊治，门诊以"脊髓空洞症"收入院。

入院查体：Valsalva动作头痛阳性；四肢感觉障碍，感觉分离(+)，爪型手，大、小鱼际肌及骨间肌均萎缩，共济失调，颈短，后发际低，背部皮肤可见大片状红肿、溃烂。

辅助检查：头+全脊髓常规MRI显示脑积水、小脑扁桃体下疝合并颈2-腰1巨大脊髓空洞（图3-12）。颅颈交界区64排CT显示：未见寰枢关节脱位或颅底凹陷，枕骨大孔后唇处骨质增厚、内凹（图3-13）。术前CSF流动MRI成像新技术：选取中脑导水管处作为靶区进行扫描，设定流速为22cm/s，编码方向由上至下，矢状位电影示桥前池、延前池及第四脑室内可见渐明渐暗的CSF循环变化，横轴位电影示中脑导水管处可见微弱渐明渐暗的CSF循环变化。流量测定示中脑导水管处，收缩期向下峰流速10.31cm/s，舒张期向上峰流速11.69cm/s，平均向下流量为0.068ml/心动周期，平均向上流量为0.055ml/心动周期，平均净流量为0.013ml/心动周期（方向向下）。综上考虑有梗阻性脑积水，梗阻平面位于第四脑室出口水平。

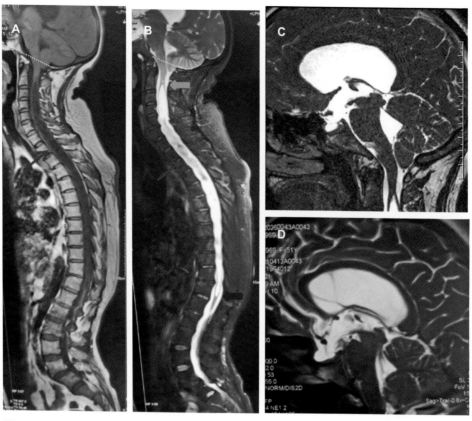

图3-12　矢状位全脊髓常规MRI显示：小脑扁桃体下疝合并颈2-腰1巨大脊髓空洞，图A示T1像MRI黄色虚线表示枕骨大孔连线，小脑扁桃体下疝约7mm，红色实线表示脊髓空洞；图B示T2像MRI黄色虚线表示枕骨大孔连线，红色实线表示脊髓空洞，绿色箭头显示脊髓空洞的头端高达颈2，蓝色箭头显示髓空洞的尾端达胸12；图C、图D脑脊液成像MRI显示脑积水，第四脑室出口明显梗阻

入院诊断：Chiari畸形合并颈2-胸12巨大脊髓空洞，无颅颈连接不稳。

术中探查：行枕下减压术＋小脑扁桃体切除＋第四脑室出口探查术，剪开蛛网膜后见双侧小脑扁桃体呈楔形疝入颈椎椎管，切除小脑扁桃体后探查四脑室出口，可见一纤维膜阻塞CSF循环，显微镜下切除该层纤维膜后CSF流出通畅（图3-14）。

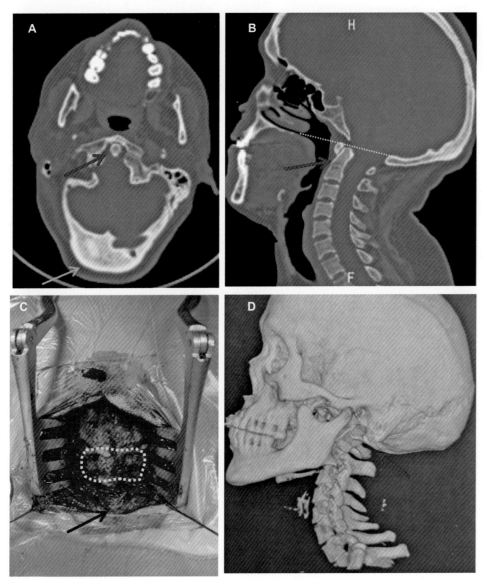

图3-13　颅颈交界区64排CT显示：A图，轴位CT未见寰枢关节脱位，红色箭头表示齿状突，绿色箭头表示靠近枕骨大孔处明显增厚的骨质；B图，矢状位CT未见颅底凹陷，黄色虚线即Chamberlain线（硬腭后缘与枕骨大孔后上缘连线），齿状突高于此线3mm以上即为颅底凹陷。红色箭头表示齿状突；图C显示术中可见枕骨大孔后唇处骨质增厚、内凹（黄色虚线所示），蓝色实线表示寰椎后弓；图D显示64排三维重建CT侧面观，颈椎前屈，寰枕间隙变窄（红色箭头所示）

随访：术后2周CSF流动MRI成像复查，矢状位电影示桥前池、延前池及中脑导水管、第四脑室内可见渐明渐暗的CSF循环变化，横轴位电影示中脑导水管处可见渐明渐暗的CSF循环变化。流量测定示中脑导水管处收缩期向下峰流速11.08cm/s，舒张期向上峰流

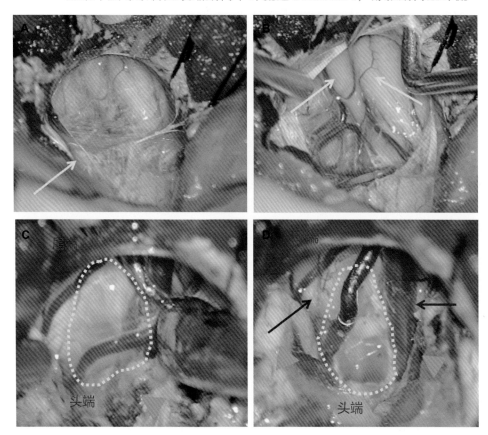

图3-14　精准手术操作要点：剪开枕骨大孔区硬脑膜，可见一薄层透明蛛网膜（A：黄色箭头示蛛网膜）；剪开蛛网膜后见双侧小脑扁桃体呈楔形疝入颈椎椎管（B：黄色箭头示双侧小脑扁桃体），切除小脑扁桃体后探查第四脑室出口，可见一纤维膜阻塞CSF循环（C：黄色虚线示纤维膜，绿色三角箭头示脉络丛）；切除该层纤维膜后CSF流出通畅（D：黄色虚线示切除的纤维膜，绿色三角箭头示切除的小脑扁桃体，蓝色箭头示脑干，红色箭头示PICA）。因此，除磨除增厚的枕骨大孔骨质进行骨性减压和切除部分小脑扁桃体外，本例精准手术的核心是切除阻塞CSF循环的纤维膜，彻底打通CSF循环通道

速8.12cm/s，平均向下流量为0.100ml/心动周期，平均向上流量为0.058ml/心动周期，平均净流量为0.042ml/心动周期（方向向下），术后显示CSF循环通畅（图3-15）。MRI影像解剖学显示脊髓空洞较术前已缩小，临床症状已好转（图3-16）。

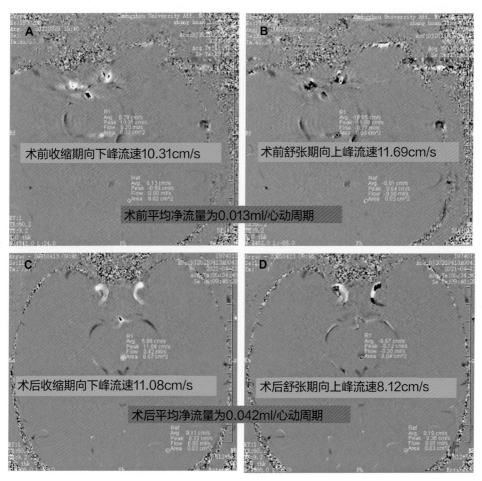

图3-15　第四脑室出口处脑脊液流动MRI成像流速测量结果显示：术前收缩期向下峰流速10.31cm/s（图A），舒张期向上峰流速11.69cm/s（图B），术前向下平均净流量仅为0.013ml/心动周期；术后2周可见收缩期向下峰流速增至11.08cm/s（图C），舒张期向上峰流速8.12cm/s（图D），术后CSF循环通畅，向下平均净流量增至0.042ml/心动周期

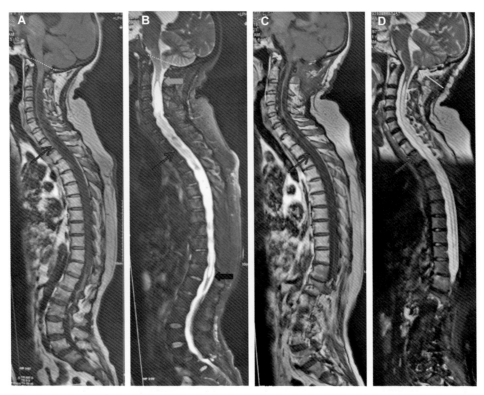

图3-16 术后2周复查矢状位MRI（图C、图D）较术前（图A、图B）显示脊髓空洞已缩小，红色实线表示脊髓空洞；图A示T1像MRI黄色虚线表示枕骨大孔连线，图B示T2像MRI黄色虚线表示枕骨大孔连线，图C和图D显示术后2周T1像、T2像全脊髓MRI，图D黄色实线可见切除的小脑扁桃体，第四脑室出口与枕大池之间的CSF循环通道清晰可见

病例4 男，40岁，以"双手麻木1年余，加重伴双脚麻木及双肩部僵硬半年余"为主诉入院。

现病史：1年余前患者无明显诱因出现双手持续性麻木，无发热、恶心、呕吐、头痛、头晕，无肢体无力、大小便障碍、言语不清、饮水呛咳、肌肉酸痛等不适，于医院行颈椎MRI未见明显异常（患者自诉，未见报告单），口服"甲钴胺"（具体剂量不详）等药物治疗症状未见好转。半年前患者无明显诱因出现双脚麻木及双肩部僵硬、酸痛，伴双手握力下降，自觉双手肌肉萎缩，精细动作笨拙，遂就诊医院中医门诊，口服药物治疗（具体药物及剂量不详），症状未见好转。

1个月前患者因上述症状再次就诊医院，行颈部MRI显示：小脑扁桃体下疝，局部延髓受压（图3-17A、图3-17B）；行颈部DR显示：枢椎齿状突上缘似可见线样低密度影，寰枕融合畸形。

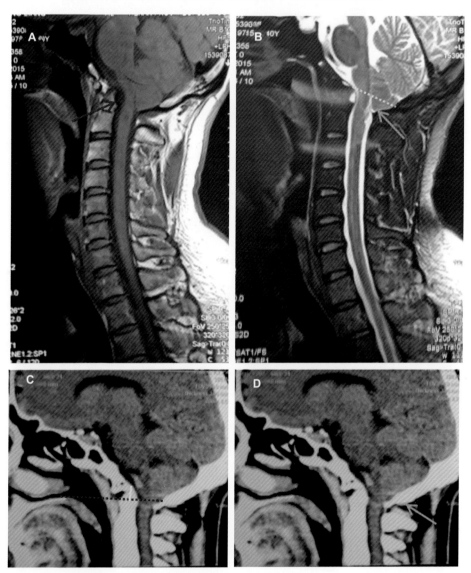

图3-17　术前MRI矢状位：延髓腹侧受压（红箭头显示，A图），小脑扁桃体下疝但无脊髓空洞（黄色虚线示枕骨大孔连线，绿色箭头显示下疝扁桃体，B图）。术前64排颅颈交界区CT显示：颅底凹陷（红色虚线示Chamberlain线，黄色实线示齿状突高约7mm，C图），寰枕融合，枕骨大孔骨质内凹（绿色箭头，D图）

阳性体征：后枕部发际偏低，双上肢远端肌力4级。64排颅颈交界
CT显示：颅底凹陷、寰枕融合，颅颈连接不稳定（图3-17C、图3-17D）。

入院诊断：Chiari畸形I型（无脊髓空洞）＋颅底凹陷＋寰枕融合。

治疗：给予枕下骨性减压术＋枢椎椎板双交叉钉棒内固定术＋取
髂骨植骨融合术（图3-18、图3-19）。

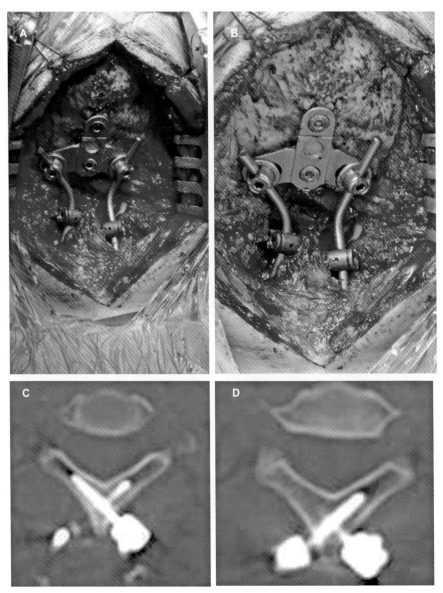

图3-18　术中显示枕骨大孔处骨性减压后行枢椎椎板双交叉钉棒内固定（图A、
　　　　图B），术后轴位CT显示置入枢椎椎板的螺钉轨迹（图C、图D）

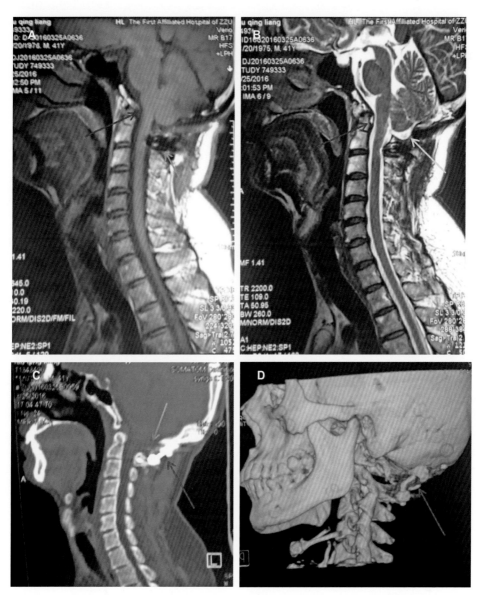

图3-19　该患者行枕下骨性减压术+枢椎椎板双交叉钉棒内固定术+取髂骨植骨融合术后半年MRI复查显示：T1像腹侧受压缓解（红色箭头显示腹侧，绿色箭头显示内固定物，图A），T2像腹侧受压缓解（红色箭头显示腹侧，黄色箭头显示枕大池重建理想，图B），术后64排CT显示置入枢椎和枕骨钉棒内固定植入物（绿色箭头显示磨除的枕骨大孔后缘骨质，红色箭头显示钉棒内固定物，图C），64排CT完整重建后可见置入的钉棒内固定物，未见脱落移位（图D）

3.6 成人Chiari畸形Ⅰ型的手术注意事项

一个成功的手术至少包括三个环节：术前全面、详细的评估；术中精准、个体化的微侵袭操作；术后并发症及时、规范的处理。三个方面相辅相成共同决定了患者的疗效。为此，针对成人Chiari畸形Ⅰ型患者的围手术期处理及其技巧需要注意以下方面。

特别需要指出的是：目前争议较多的是施行单纯后颅窝骨性减压（PFD）还是骨性减压+硬膜扩大成形术（PFDD）？大宗文献显示：成人Chiari畸形Ⅰ型患者行PFDD的空洞缩小率达100%，而PFD仅64%；二次翻修手术发生率PFDD是0，而PFD达9%，但PFDD的并发症如发热、假性脑膜膨出、脑脊液漏等发生率高于PFD。基于本团队对成人Chiari畸形的大量临床实践，凡是术前患者合并有脊髓空洞者尤其术前MRI行动态脑脊液流动成像显示有梗阻者，我们常规打开硬脑膜进行探查并行硬膜扩大成形术，但对于Chiari畸形Ⅰ型合并颅底凹陷或寰枢关节脱位而无脊髓空洞者，术前MRI亦没有脑脊液循环梗阻者，我们的治疗策略是单纯后颅窝骨性减压+寰枢关节复位（钉棒内固定术+植骨融合术），而不行硬膜切开及扩大成形术。对于复杂颅颈连接畸形的患者，术前评估内容常规需要包括：①是否合并颅颈连接不稳，一旦有寰枢关节脱位或连接不稳，务必行内固定手术；②是否合并有脑脊液循环障碍，一旦有脑脊液循环障碍，需要确保术毕脑脊液循环通畅才能保证理想疗效。

3.6.1 术前注意事项

（1）评估一个病人是否为Chiari畸形Ⅰ型患者时，应该考虑导致Chiari畸形的继发性病因，这时行颅颈减压手术是不必要的。继发性病因包括：颅缝早闭、脑积水、脊髓脑脊液漏引起的颅内低颅压、假性脑瘤、颅内肿瘤和肢端肥大症。因此，在施行单纯后颅窝减压前应该排除上述病变并优先处理，尤其对于Chiari畸形I型合并脑积水、高颅压而导致的继发性小脑扁桃体下疝，术前评估后需要优先处理脑积水而非行枕下减压术。

（2）Chiari畸形I型患者术前若合并脊髓空洞，术前常规行定量电影脑脊液磁共振成像，其意义是依据枕骨大孔附近出现的脑脊液速度峰值的大小判断有无脑脊液循环梗阻。一旦有脑脊液循环梗阻，术中确保解除脑脊液循环梗阻才能使脊髓空洞缩小或消失。

（3）对于合并颅底凹陷或寰枢关节脱位的脑干腹侧受压者，单纯行枕下减压术可能使病情加重，除行后路减压同时行术中复位内固定外，必要时可行经口腔的斜坡齿状突切除。术前除常规行过屈过伸位X线外，及时行颅颈交界区64排头颅CT三维重建扫描明确诊断。

（4）合并脊髓空洞的患者必须行全脊髓（颈髓＋胸髓＋腰髓）扫描，以明确并充分评估脊髓空洞的长短、大小。

3.6.2　术中注意事项

（1）**异常发达的静脉窦处理技巧**：寰椎水平以上硬膜内可能有大的静脉窦（环窦、枕窦和下移的窦汇），若单纯地电灼硬膜外层可能会扩大静脉窦的破口，加剧出血。处理方法是以缝线或者血管夹闭合静脉窦。如果术中此区域有发达的静脉窦，建议首先以缝线全层缝合并悬吊硬膜，当切开此部分硬膜时，迅速以缝线缝扎静脉窦并止血。这需要在硬膜血供较少的部位切开硬膜，以准确地识别硬膜的内层和外层，通常这个区域位于寰椎后弓的下方。此外，术毕硬膜缝合务必确保全层缝合而非单纯缝合硬膜外侧，否则一旦出血极易造成枕骨大孔疝而危及生命。

（2）**精准、微创的手术操作技巧**：手术疗效理想的前提和保证是施行精准手术。术中在显微镜下务必注意保护PICA的主干及穿支血管，否则一旦损伤脑干或PICA等重要结构，因脑干梗死或水肿可能危及生命。

术中精准切除小脑扁桃体位置是指切除靠近中线及第四脑室出口附近的双侧下疝扁桃体而非全部切除，切除程度通常使双侧小脑扁桃体回缩至枕骨大孔后唇以上或至四脑室底的闩部可见CSF流出通畅为止。另外，切除双侧小脑扁桃体时双极电凝的功率要小，而且烧灼时不间断冲洗生理盐水进行降温处理。

术中PICA主干及穿支血管的保护是手术成功的又一关键因素。尤其对于局部严重粘连的组织锐性分离PICA的血管要倍加小心。术中可见蛛网膜明显增厚呈条带状且不透明，PICA或其分支常被包绕其中，第四脑室正中孔部分或完全被纤维膜阻塞，术中重点松解的仍是闩部附近增厚的粘连组织，若分离过程中出现血管痉挛，术中直接给予罂粟碱滴注后改善。术中第四脑室出口的纤维膜务必切除，彻底打通CSF循环并维持持续开放。不能成功的开放第四脑室出口会降低患者的手术获益。

（3）术毕重建枕大池：蛛网膜下腔的积血应彻底清除，而且术野四周的止血要彻底，避免血液渗出蛛网膜下腔造成新的粘连及梗阻。此外，术毕给予内含地塞米松10mg的生理盐水250ml反复冲洗以减少术后无菌性炎症反应。硬膜的缝合确保水密缝合，可采用自体筋膜或人工硬膜扩大修补硬膜囊，重建枕大池。

3.6.3　术后注意事项

（1）术后严密观察患者的呼吸及生命体征，对于术前有延髓压迫伴呼吸困难的患者，建议转至ICU观察治疗1～3天，待病情平稳后转至普通病房；所有Chiari畸形I型患者术毕均嘱轴位翻身，尤其对于术前有颅颈连接不稳患者，术毕即刻需佩戴颈托，以防脱位造成延髓压缩引起四肢瘫痪或呼吸骤停。

（2）Chiari畸形I型患者最常见的术后并发症是假性脑膜膨出。假性脑膜膨出指的是与脑或脊髓周围脑脊液腔相沟通的异常脑脊液聚集，排除良性颅高压后造成其发生的最常见的原因是一个小的硬膜缺口。它是由于头部运动或者术后急性期哭闹或呕吐导致 Valsalva 动作，并进而导致硬膜缝线松动引起的。需要重新打开手术切口探查，可以让外科医生直接修复硬膜缺损或行腰大池持续外引流术。

（3）术后第2天常规给予头颅 CT 复查排除有无脑出血和脑积水。严密观察伤口是否出现脑脊液漏，脑脊液切口漏治疗应及时，因为一旦发展到脑膜炎或移植物感染，可能在手术部位因继发性蛛网膜炎导致手术失败。此外，枕外粗隆处皮肤菲薄且血供较差，佩戴颈托的患者因颈托与该处皮肤摩擦，需注意预防切口压疮。

3.7 总结

成人 Chiari 畸形 I 型的显微手术治疗的三原则是：安全、精准和微侵袭，手术操作的核心是应该扩大枕大孔容积减轻神经组织的压迫和恢复脑脊液循环通路使脑脊液在心动周期期间能自由流动。当今 Chiari 畸形 I 型合并脊髓空洞患者的治疗必须是基于临床症状、影像解剖学和 CSF 流体动力学指标三者紧密结合的个体化精准手术治疗，摒弃传统上依靠临床症状和 MRI 影像解剖学的二维治疗模式。

Chiari 畸形的详细临床治疗流程详见图 3-20。对于成人 Chiari 畸形 I 型合并脊髓空洞的患者务必行术前动态脑脊液流动成像序列的 MRI 检查。对于小脑扁桃体下疝明显合并脊髓空洞的患者，术中需要明晰是否有粘连或闩部存在纤维膜阻塞 CSF 循环。因此，除需要精准切除小脑扁桃体外，对于术中发现粘连严重和纤维膜阻塞 CSF 循环通路的患者，需要以彻底松解粘连和切除纤维膜为原则进行个体化精准手术才能获得理想的疗效。

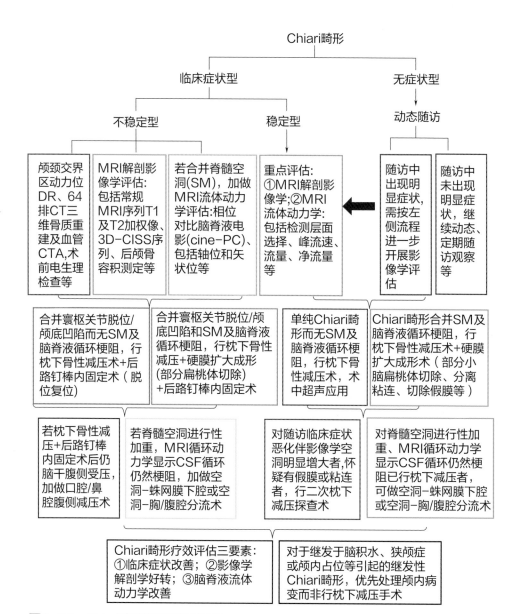

图3-20 Chiari畸形的临床治疗流程

参考文献

1. R Shane Tubbs,Mehmet Turgut,W Jerry Oakes. Chiari畸形. 郭付有,赵洪洋,主译.新加坡:伊诺科学出版社,2021.
2. Guo F,Wang M,Long J,et al. Surgical management of Chiari malformation:analysis of 128 cases. Pediatr Neurosurg,2007,43(5):375-381.
3. Holly LT,Batzdorf U. Chiari malformation and syringomyelia. J Neurosurg Spine,2019,31(5): 619-628.
4. Lin W,Duan G,Xie J,et al. Comparison of results between posterior fossa decompression with and without duraplasty for the surgical treatment of Chiari malformation type 1:A systematic review and meta-analysis. World Neurosurgery,2018,110:460-474.
5. Yolas C,Kanat A. Recrudescence of the syringomyelia after surgery of Chiari malformation type 1 with duraplasty. Br J Neurosurg,2020,34(6):697-700.
6. Sadique SI,Pandey P,Chaudhuri AK. Cerebrospinal fluid flowmetry in pediatric patients with chiari malformation I with surgical implications. World Neurosurgery,2020,135:e83-e86.
7. Gurbuz M S,Karaaslan N,Caliskan T,et al. Comparison of the surgical results for foramen magnum decompression with and without duraplasty in Chiari malformation type 1. Turk Neurosurg,2015,25(3):419-424.
8. Sakas D E,Korfias S I,Wayte S C,et al. Chiari malformation:CSF flow dynamics in the craniocervical junction and syrinx. Acta Neurochir (Wien),2005,147(12):1223-1233.

（郭付有，闫东明，刘献志　郑州大学第一附属医院）

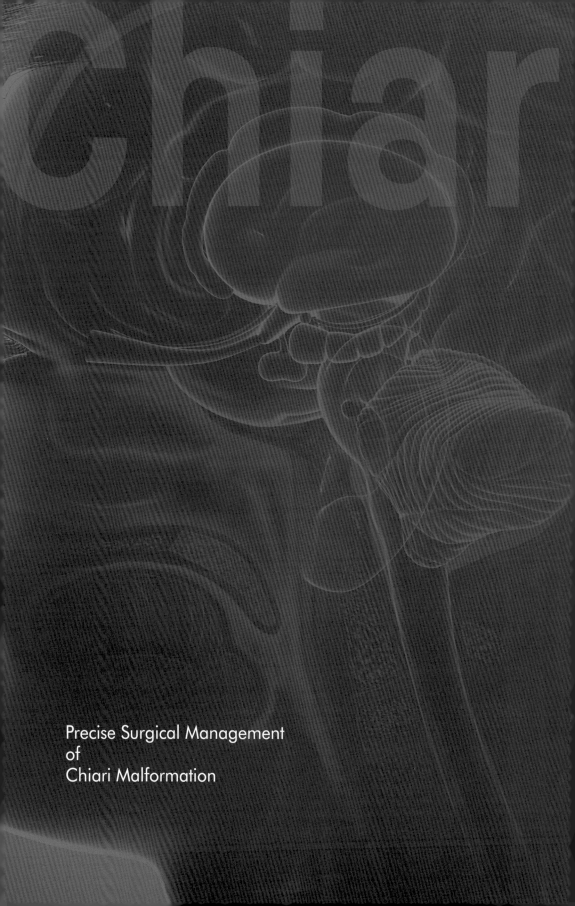

Precise Surgical Management
of
Chiari Malformation

4

儿童Chiari畸形Ⅰ型的
手术治疗

4.1 儿童Chiari畸形Ⅰ型概述

Chiari畸形（Chiari malformation，CM），又称小脑扁桃体下疝畸形，由奥地利学者Hans Chiari于19世纪末首次提出，其中Ⅰ型最常见，特征是仅小脑扁桃体在枕骨大孔下方向尾侧移动超过5mm。Chiari畸形整体人群发病率很低，约为0.5%～0.9%，其中有30%～85%的患儿存在脊髓空洞症。儿童Chiari畸形Ⅰ型指18岁以下患儿出现小脑扁桃体下疝超过枕大孔5mm以上的先天畸形。随着磁共振检查的广泛普及，儿童Chiari畸形影像检出率占人群的1%～3.6%，但通常只有15%患儿有症状且需手术治疗。另一方面，对于儿童Chiair畸形患者尤其表现为非神经系统的典型症状如消化道呃逆或睡眠呼吸障碍时，该疾病的临床影响力可能被低估，甚至误诊或漏诊时常发生。2011年，美国Tubbs R S等报道迄今为止最大的一组单中心500例Chiari畸形患儿手术资料，临床表现显示：头痛/颈部后背疼痛高达200例，占40%；表现为脊柱侧弯90例，占18%。儿童Chiari畸形且容易伴随各种畸形：18%合并脊柱侧弯，24%合并齿状突脱位，3%合并Klippel-Feil综合征，8%合并寰枕融合。2015年，美国Arnautovic A等对世界48年间发表的儿童Chiari畸形共2302例大宗资料进行总结，发现儿童Chiari畸形的发病年龄高峰是8岁，其次是9岁。97%的患儿采用后颅窝减压手术治疗，81%的病例术中打开硬膜，79%的患儿术后脊髓空洞明显好转，儿童术后最常见的并发症是假性脑膜膨出，儿童Chiari畸形手术死亡率3%，最常见的死亡原因包括：①肺炎/呼吸衰竭；②感染/脓毒症；③术后出血；④呼吸困难。本章重点阐述儿童Chiari畸形Ⅰ型合并脊髓空洞的临床特点及手术治疗要点。

4.2 儿童Chiari畸形Ⅰ型的症状和体征

儿童患者临床症状出现时病情已有一定进展，患儿就诊时大都出现两种及以上的混合症状。从首发症状来看，患儿的术前临床症状及体征包括：①脊髓空洞症表现（46.7%），表现为节段性、分离性感觉障碍和（或）上肢肌肉萎缩；②枕大孔区神经刺激症状（24.4%），头痛及颈肩部酸胀不适感；③延颈髓受压症状（8.9%），存在肢体瘫痪、四肢感觉障碍、病理反射、大小便障碍；④后组脑神经及小脑功能障碍（11.1%），表现为饮水呛咳或行走不稳、眼球震颤等症状；⑤高颅压症状（8.9%），有头痛、呕吐或视物模糊的症状。

儿童患者的临床表现主要有以下特点：①儿童CM-Ⅰ合并脊髓空洞时，常以脊髓空洞症状为首发表现，且相对于成人患者症状表现较重，如考虑患儿神经系统正处于快速生长发育时期，功能缺损症状出现较早且往往较重；②患儿头痛及颈肩部酸胀不适及延颈髓受压症状表现也较多见，原因可能是由于儿童患者脑组织饱满，颅后窝代偿能力相较成人偏低，颅内容物增多时常引起枕大孔区神经刺激症状；③在我们的观察中，相对于成人患者而言，儿童患者出现高颅压症状较多，尽管在成人或儿童患者以高颅压症状为首发症状的病例均较少见；④患儿生长发育较快，从发病到诊断的平均潜伏期较成人短，但就诊时大都出现上述两种及以上的混合症状；⑤患儿以脊髓侧弯为首发症状者较成人多。

患儿平均病程为30.6月（7～146月）。一般情况下患儿由于空洞进展较快，引起的症状表现也比较严重，且症状出现相对较早，病情进展较快，病程相对较短。儿童患者正处于生长发育过程中，手术治疗可能会对其造成不良的影响。根据国内外以往的对于青少年儿童CM患儿的报道及我们治疗中心的临床经验，脊髓空洞未出现临床症状或体积较小的患儿，可进行长期观察以及MRI动态检查随访。对于有明显临床症状的CM合并脊髓空洞的患儿，以及出现因Valsalva动作而加重或恶化的后枕部头痛的患儿，尽管没有脊髓空洞亦有明确手术指征患儿，应建议及早手术治疗。如果出现明显临床症状的CM合并脊髓空洞的患儿不及时进行手术干预，上述临床症状会进行性恶化，乃至出现严重神经功能废损，出现延髓球麻痹症状，危及患儿生命。

4.3　儿童Chiari畸形Ⅰ型的手术适应证与禁忌证

4.3.1　手术适应证

（1）影像学显示患儿有小脑扁桃体下疝畸形并伴有脊髓空洞相关症状者。

（2）患儿没有出现脊髓空洞，但患儿出现小脑或延髓症状或体征，如患儿出现Valsava动作导致的枕下部疼痛、颈部活动受限、声音嘶哑、吞咽困难、共济失调、眼球震颤等临床症状者。

（3）早期无临床症状的患儿随访过程中出现Chiari畸形相关的明显临床症状者。

4.3.2　手术禁忌证

同成人Chiari畸形I型。

4.4　儿童Chiari畸形Ⅰ型患者的手术要点

（1）患儿取俯卧位，3岁以上患儿用儿童头钉及头架固定头部，3岁以下采用头托固定，避免患儿面部压伤，颈部稍屈曲以暴露枕下区。

（2）后正中切口自枕外粗隆至C2棘突水平，沿项白线依次切开各层组织，暴露枕鳞部分骨质及寰椎后弓，铣刀铣除靠近枕骨大孔处枕鳞部分骨质，骨瓣大小约3cm×2.5cm，尤其要切除寰枕融合患儿明显增厚内凹的枕骨大孔后唇处骨质，必要时咬除寰椎后弓。

（3）寰枕筋膜若明显增厚，需要切除增生的筋膜以解除膜性压迫。

（4）Y型剪开硬脑膜并妥善结扎枕窦，显微镜下先剪开枕大孔区蛛网膜，探查双侧小脑扁桃体下疝程度及是否有粘连（小脑扁桃体之间或小脑扁桃体与脑干之间），若有粘连，需要松解，然后依次切除双侧小脑扁桃体使之回缩至枕大孔后唇以上，继续向上探查第四脑室底闩部有无纤维膜阻塞CSF循环，若有纤维膜，需彻底切除，确保CSF循环通畅。此外，北京天坛医院针对儿童Chiari畸形I型，采用小脑扁桃体电凝术+硬膜扩张成形术治疗的要点：低功率双极电凝小脑扁桃体，保持软脑膜完整并使扁桃体回缩上移，同时锐性切断扁桃体与延颈髓间粘连的纤维小梁。该术式同样减压确切，症状缓解明显，脊髓空洞迅速消失。术毕确保止血彻底，术野用含地塞米松5mg的生理盐水200ml反复冲洗，以减少术后无菌性炎症反应。

（5）硬膜取自体筋膜或人工硬膜，严密扩大缝合硬膜囊即硬膜扩张成形术。游离骨瓣需要解剖复位以防小脑下垂并发症，鉴于患儿颅骨较薄，采用可吸收颅骨锁固定，依次严密缝合各层组织，切口通常不放置引流管。

（6）术毕嘱轴位翻身。若坐立或下床时建议佩戴颈托，共3个月。

4.5 典型病例

病例1 男，14岁，以"后枕部疼痛1月余"为主诉入院。

现病史：患者1月余前跑步后后枕部疼痛，休息后缓解，未处理。随后多次出现跑步后疼痛，疼痛性质及持续时间无明显变化。行头部MRI示小脑扁桃体下疝畸形伴脊髓空洞。今为进一步治疗来医院治疗，以"Chiari畸形伴脊髓空洞"收入，发病时神志清，精神可，食欲正常，睡眠正常，大小便正常，体重无减轻。

查体： 神经系统检查未发现明显阳性体征。MRI检查显示小脑扁桃体下疝11mm，颅底凹陷，扁平颅底，C2-T1水平脊髓内异常信号（图4-1）；脑脊液流动MRI成像未见CSF循环梗阻。颅颈交界区CT检查显示颅颈连接畸形，颅底凹陷（图4-2）。

入院诊断： ①小脑扁桃体下疝畸形；②颅底凹陷；③扁平颅底；④C2-T1水平脊髓空洞症。术前脑脊液流动成像未见脑脊液循环梗阻，手术行枕下减压+小脑扁桃体下疝切除术+枕颈融合内固定术+硬膜扩大成形术。

术中探查： 未见蛛网膜异常增厚及粘连，第四脑室出口亦未见假膜形成，术毕CSF循环通畅。

随访： 术后6个月复查，临床症状明显改善，脊髓空洞明显消失，效果理想（图4-3）。

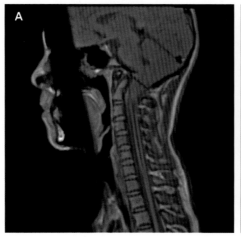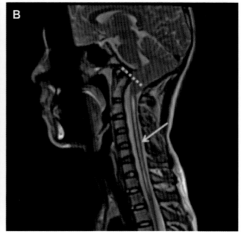

图4-1 术前矢状位MRI显示小脑扁桃体下疝约11mm，合并C2-T1脊髓空洞，A图T1像MRI红色虚线表示枕骨大孔连线；B图T2像MRI黄色虚线显示枕骨大孔连线，红色实线显示小脑扁桃体呈楔形疝入颈椎管，黄色箭头指示C2-T1脊髓空洞

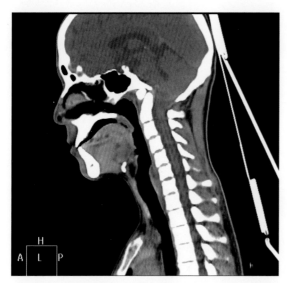

图4-2　术前颅颈交界区CT检查显示颅颈连接畸形，颅底凹陷

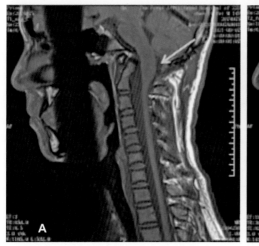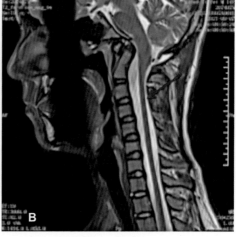

图4-3　术后6个月复查，颅颈交界区MRI显示：A图，黄色箭头显示小脑下疝扁桃体切除理想及术后枕大池重建良好；B图，红色箭头显示脊髓空洞消失

病例2　男，7岁，以"右下肢无力感1年余"为主诉入院。

现病史：患儿1年前无明显诱因出现右下肢无力感，行走后右下肢疲软，伴右脚外偏，左侧下肢正常，无肩部酸沉感。于当地医院骨科诊治未发现明显异常。近期患者症状加重，于当地医院查MRI示：

Chairi畸形I型伴C2-T9脊髓空洞。今为进一步治疗以"小脑扁桃体下疝并脊髓空洞"为诊断收入，发病时神志清，精神可，食欲正常，睡眠正常，大小便正常，体重无减轻。

入院查体：右下肢肌力3级，肌张力正常，右侧肩膀较左侧高约5cm，余神经系统未见异常。

辅助检查：MRI显示小脑扁桃体下疝约10mm，伴C2-T9脊髓空洞（图4-4）；颅颈交界区X线和CT平扫排除未见明显异常。

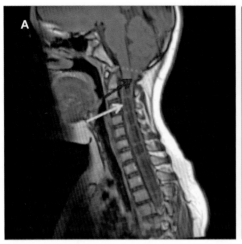 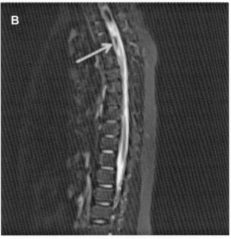

图4-4 术前矢状位MRI显示小脑扁桃体下疝约10mm，伴C2-T9脊髓空洞。A图T1像MRI绿色虚线表示枕骨大孔连线，红色箭头显示下疝小脑扁桃体呈楔形疝入颈椎管，黄色箭头显示脊髓空洞；B图黄色箭头显示脊髓空洞

术中探查：术中见颅后窝硬脑膜完整，随脑搏动而上下起伏，寰枕筋膜增厚，呈束带状压迫束缚硬膜，予以锐性分离后部分剪除，同时剥除骨窗处硬膜外层保留内层，显微镜下切除双侧靠近中线处及闩部下疝小脑扁桃体，彻底松解第四脑室出口处蛛网膜，术毕见CSF循环通畅（图4-5）。

随访：术前脑脊液流动成像显示，中脑导水管处通畅，第四脑室出口梗阻。术后3个月脑脊液流动成像显示，中脑导水管下端、第四脑室出口均通畅（图4-6）。

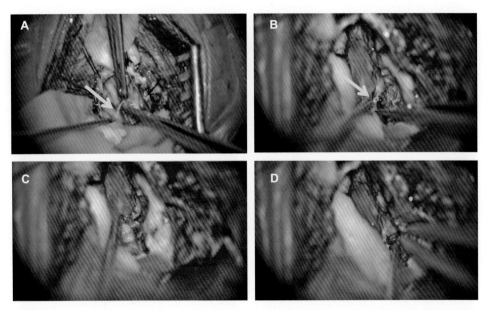

图4-5　术中所见及操作要点：A图，切除枕鳞部及寰枕筋膜，打开脑膜及蛛网膜；B图，
　　　　松解蛛网膜粘连；C图，探查第四脑室出口，松解周围粘连过程中注意保护周围
　　　　组织；D图，第四脑室出口脑脊液通畅

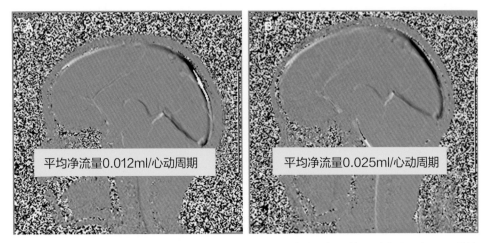

图4-6　A图：术前脑脊液流动成像显示，中脑导水管处通畅，第四脑室出口梗阻。收缩
　　　　期向下峰流速3.77cm/s，舒张期向上峰流速3.13cm/s，术前向下平均净流量
　　　　仅为0.012ml/心动周期；B图：术后3个月脑脊液流动成像显示，中脑导水管下
　　　　端、第四脑室出口均通畅，收缩期向下峰流速增至6.21cm/s，舒张期向上峰流速
　　　　4.65cm/s，术后CSF循环通畅，向下平均净流量增至0.025ml/心动周期

术后3个月复查，见患者小脑扁桃体下疝解除，脊髓空洞明显缩小，临床症状明显改善，治疗效果理想（图4-7）。

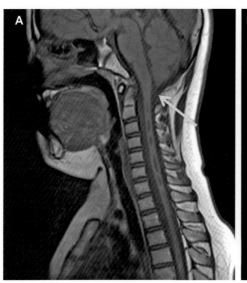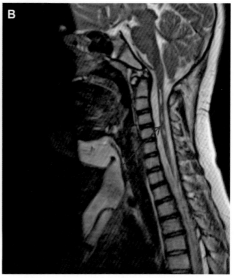

图4-7 术后3个月复查颅颈交界区MRI显示：A图，黄色箭头显示颅后窝重建良好；B图，红色箭头显示脊髓空洞明显缩小

病例3 女，8岁，以"左侧肢体无力3年"为主诉入院。

现病史：3年前无明显诱因出现左侧肢体无力，未予以特殊治疗。1年前至当地县医院行MRI示：Chiari畸形伴C2-T5脊髓空洞，给予"Chiari畸形枕下减压术（具体操作不详）"治疗，术后症状稍改善。近来左侧肢体无力症状加重，2周前至医院行肌电图示：右正中神经末梢感觉传导速度减慢，运动潜伏时延迟，双侧胫神经H反射潜伏时延迟。左下肢锥体束传导延迟，脊髓刺激周围段延迟。双下肢深感觉传导路传导潜伏时延迟。今为求进一步诊治，门诊以"枕下减压术后"收入院。

入院查体：左上肢肌力3级，左下肢肌力4级，肌张力正常，右侧肢体肌力及肌张力正常，余神经系统未见异常。

辅助检查：MRI示，枕下减压术后改变，C2-T5脊髓空洞肌电图示，右正中神经末梢感觉传导速度减慢，运动潜伏时延迟，双侧胫神经H反射潜伏时延迟。左下肢锥体束传导延迟，脊髓刺激周围段延迟。双下肢深感觉传导路传导潜伏时延迟。

入院诊断：①枕下减压术后改变；②C2-T5脊髓空洞。

术中探查： 行枕下减压术+第四脑室出口探查术，剪开蛛网膜后见双侧小脑扁桃体呈楔形疝入颈椎椎管，切除小脑扁桃体后探查第四脑室出口，可见一纤维膜阻塞CSF循环，显微镜下切除该层纤维膜后CSF流出通畅（图4-8）。

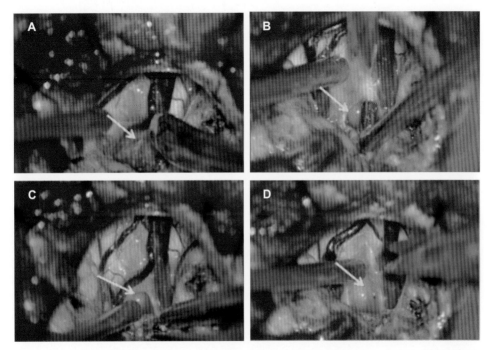

图4-8 术中所见及操作要点：A图，打开硬膜后探查第四脑室出口，可见一纤维膜阻塞CSF循环；B图，应用剥离子挑起纤维膜，应用显微剪剪开；C图，剪开后的蛛网膜粘连；D图，切除阻塞循环的纤维膜后见脑脊液流出通畅

随访： 中脑导水管处脑脊液流动MRI成像流速测量结果显示，术前收缩期向下峰流速10.43cm/s，舒张期向上峰流速11.82cm/s，平均向下流量为0.030ml/心动周期，平均向上流量为0.024ml/心动周期，平均净流量为0.006ml/心动周期（方向向下）。术后3个月可见收缩期向下峰流速9.96cm/s，舒张期向上峰流速9.09cm/s，术后CSF循环通畅，向下平均净流量增至0.036ml/心动周期（图4-9）。

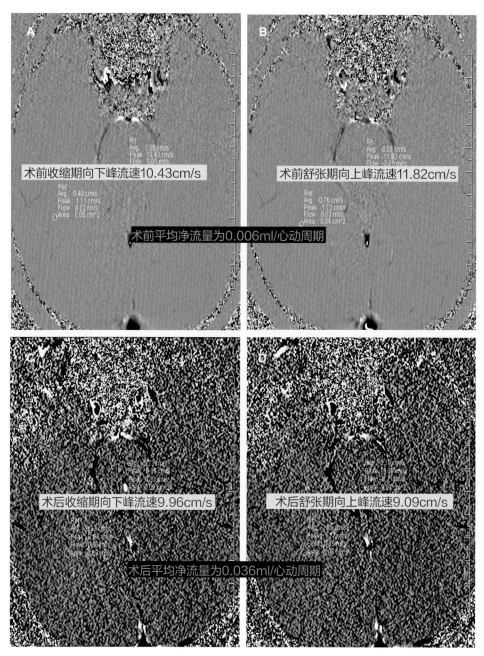

图4-9 脑脊液流动MRI成像流速测量结果显示：术前（图A、图B）因脑脊液梗阻致术前向下平均净流量仅为0.006ml/心动周期，术后3个月（图C、图D）脑脊液流动成像显示术后向下平均净流量为0.036ml/心动周期，提示术后脑脊液循环通畅

病例4 女，17岁，以"右上肢疼痛伴感觉减退1年，左肘关节疼痛1个月"为主诉入院。

现病史：1年前右上肢无明显诱因出现疼痛伴麻木感，未行特殊治疗。半年前出现症状加重，右上肢较左上肢感觉减退。因症状持续不能缓解，4个月前至当地诊所按"肩周炎"诊治，口服布洛芬对症治疗，疗效不佳。1个月前出现左肘关节疼痛，至当地医院行颈椎MRI示：①Chiari畸形并脊髓空洞症；②C2、C3阻滞椎；③颅底凹陷畸形（图4-10）。

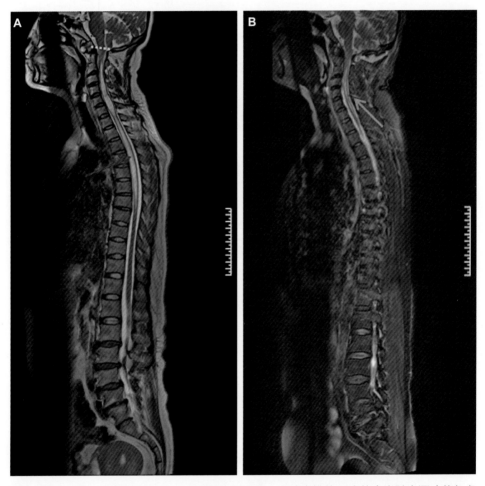

图4-10　A图：术前MRI矢状位，延髓背侧受压，小脑扁桃体下疝伴全脊髓空洞（黄色虚线示枕骨大孔连线，红色箭头显示脊髓空洞）。B图：术后MRI显示，颅后窝体积增大，脊髓空洞明显较小

阳性体征：右上肢压痛伴浅感觉减退，左肘关节压痛，余未见明显异常。CT示：颅底凹陷，寰枕融合，颅颈连接不稳定。

入院诊断：①Chiari畸形I型；②脊髓空洞症；③颅底凹陷；④寰枕融合。

治疗：给予枕下骨性减压术+经后路寰枕融合内固定术+取髂骨植骨融合术。

4.6 儿童Chiari畸形Ⅰ型的手术治疗时机与注意事项

由于患儿处于生长发育过程中，术前应进行全面、详细的病情评估，谨慎地进行治疗方案的选择并与家属充分沟通；术中同样需要根据术中情况进行精细操作，还应在纠正畸形的同时注意对患儿的原生结构的保护，以加快其术后恢复；术后及长期随访过程中也需谨慎关注患儿的病情变化。根据我们对患儿的治疗经验认为：手术治疗时机、手术治疗方式、术中减压是否充分、重建颅后窝和颅颈连接部稳定性以及探查四脑室底闩部有无假膜形成等五种因素对患儿的脑脊液流体动力学的影响及预后具有重要作用。此外，需要特别指出的是：2022年意大利儿童Chiari畸形I型的诊断和治疗国际共识表明：对于儿童Chiari畸形I型合并癫痫，不应该把枕下减压手术作为提高癫痫控制的手段；同样，对于儿童Chiari畸形I型合并自闭症或认知/行为障碍，也不是枕下减压手术的适应证。因为这两种临床症状与Chiari畸形没有相关性，尤其是Chiari畸形手术治疗不能改善儿童行为障碍。

4.6.1 手术治疗时机的选择

（1）目前学者们普遍认为，对于儿童Chiari畸形患者，影像学检查偶然发现的无症状或轻微症状的患者可保守治疗，临床上也可见到长期或终身无症状的患儿，但如随访发现患儿有合并脊髓空洞的进展，应积极进行手术治疗。考虑到脊髓空洞症的产生常继发于Chiari畸形且伴脑脊液循环梗阻，对于合并脊髓空洞症的Chiari畸形儿童患者，需考虑Chiari畸形患儿的症状进展和手术治疗时机，并重视术前、术后脑脊液流体动力学指标的评估。

（2）根据国内外以往的对于儿童Chiari畸形患者的报道及临床经验，脊髓空洞未产生或体积较小的患者，若无明显症状可进行长期观察及MRI动态检查随访，以前也有学者报告较小体积脊髓空洞症患儿自愈的案例，应考虑生长发育过程中短暂的脑脊液流体动力学改变。对于有明显临床症状的Chiari畸形合并脊髓空洞的患者，以及出现因Valsalva动作而加重或恶化的后枕部头痛的患者，无论是否合并脊髓空洞均应建议及早手术治疗。

（3）在我们治疗经验中，采用手术治疗的患儿的脊髓空洞情况和临床症状均得到了不同程度的改善，证明了手术治疗的有效性。而保守治疗的大部分患者在随访期均出现了不同程度的空洞进展和神经系统症状进行性加重，充分说明了具有明显临床症状的Chiari患者合并脊髓空洞症尽早手术治疗的必要性。

（4）儿童Chiari畸形合并脊柱侧弯手术顺序：大多数外科医生认为，Chiari畸形合并侧弯畸形需要先在治疗脊柱侧弯之前进行Chiari畸形手术，以防出现神经系统并发症。优先手术处理神经系统Chiari畸形有3个原因：①脊髓受到牵拉；②脊髓血供下降；③脑脊液通路的压力对侧弯矫形手术的严重影响。枕下减压3～6月后再行侧弯矫形手术。亦有文献报道：对于脊柱侧弯小于40°、年龄小于10岁的患儿，单纯枕下减压手术即可使侧弯变稳定或改善。

4.6.2 术中注意事项

（1）**手术干预方式**　小脑扁桃体下疝畸形产生的主要原因是由于颅后窝容积狭小与枕大孔区脑脊液循环梗阻，手术治疗的目的是通过增加颅后窝的体积、松解寰枕筋膜来解除对神经组织的压迫，改善脑脊液循环。

后颅窝骨性减压+硬膜扩大成形术+小脑扁桃体电凝或切除，术后脊髓空洞消失率高，患儿神经系统症状改善明显，该术后减压充分确切，但手术时间长，显微精细操作要求高。虽然该术式住院时间相对长，术后并发症较多，但术后复查脑脊液流体动力学指标改善理想。该术式适用于绝大多数伴随脊髓空洞症的Chiari畸形儿童患者。此外，该术式的预后在一定程度上还与手术医师的水平有关，如手术时间的长短、术中是否止血彻底以及对患者原生结构的保护程度等。选择该术式的部分患儿术后出现了持续发热、假性脑膜膨出或脑脊液漏的情况，延长了住院时间，增加了感染风险。但临床经验丰富和显微操作技术娴熟的神外医师可显著降低相关手术风险，显著提高临床疗效。

单纯后颅窝骨性减压术式术后并发症少，患者恢复速度快，住院时间短，长期随访脊髓空洞改善率较低，临床症状复发率高，二次翻修手术概率较大，该术式适合于经术前严格评估且无脑脊液循环梗阻的部分Chiari畸形儿童患者。对于合并颅颈连接不稳的复杂Chiari畸形，除充分减压手术的同时需行钉棒内固定和取髂骨植骨融合，但增加了手术时长和术中出血量，且内固定物对颈部活动有较大影响，短期内脊髓空洞改善率较低，长期空洞改善程度还需继续随访观察。该术式适用于合并伴随其他颅颈连接畸形的患者，如寰枢脱位、颅底凹陷等导致颅颈连接不稳的疾病，旨在恢复患者正常颅颈连接结构，解除颅颈交界部不稳定因素，从而避免延髓或高位颈髓受压出现四肢瘫痪乃至呼吸骤停等严重后果，对恢复CSF的正常流体动力学有一定作用。此外，对于患儿若合并脊柱侧弯，术前神经外科需与骨科、影像科等联合MDT，制定科学的个体化精准手术方案，以便明确是否行二期脊柱侧弯矫形术。

（2）术中充分减压　患者常由于枕部发育不良而常见枕鳞部骨质增厚，从而挤压其下方的空间，压迫小脑，进一步加剧小脑扁桃体下疝。骨性减压是指切除一部分增厚或不增厚的枕鳞部，扩大颅后窝体积，使其减轻压迫症状。由于该部位小骨窗减压很少引起其他症状，手术医师常予以切除枕鳞部骨质和C1后弓。

膜性减压原理是指切除增厚的寰枕硬膜，以扩大颅后窝体积。术中常可见到增厚的寰枕硬膜，应当打开增厚的寰枕筋膜，根据患者情况将疝出的下极切除，扩大颅后窝体积，打通脑脊液循环，避免下疝的再次形成阻塞脑脊液交换而导致脊髓空洞的进展。

临床上可见相当一部分的患者术前影像提示颅后窝容积狭小，因此重建颅后窝对于改善患者预后具有重要意义。除去骨性减压增加颅后窝的体积之外，目前很多手术医师认为选用自体筋膜或人工硬脑膜进行枕大池重建对患者有较大获益。但该操作也会导致手术时间延长、感染及脑脊液漏等并发症增多。

重建颅颈连接部稳定性对改善脑脊液循环也同样具有不可忽视的作用。若只对Chiari畸形患者进行了硬膜外骨性减压，虽在一定程度上减轻了颅后窝结构对颅颈连接处的神经血管的压迫，但未处理疝出的小脑扁桃体及探查第四脑室底闩部结构，即未对硬膜内脑脊液循环起到梳理的作用，导致手术失败。

（3）探查四脑室底闩部假膜形成　术中需积极探查第四脑室底闩部有无假膜形成。该假膜可能是蛛网膜粘连引起的，常是导致脊髓空洞的原因。伴发脊髓空洞的患者若术中单纯进行髓外减压而不探查第四脑室底闩部，术后患者获益不大，甚至临床症状有所进展。

4.7　总结

儿童Chiari畸形患者的手术治疗方案应是基于术前临床症状结合多模态影像学精准评估后的个体化治疗，目前推荐后颅窝骨性减压＋小脑扁桃体电凝或切除＋硬膜扩大成形术。在此基础上，如合并导致颅颈连接不稳的疾病，则应在减压的同时行经后路寰枕融合植骨内固定术。术中充分减压、重建颅后窝和颅颈连接部稳定性以改善CSF流体动力学，是解除或减轻术前症状及改善远期预后的重要手段。对于儿童CM合并脊髓空洞症的患者，且具有明显症状的Chiari畸形儿童，经全面检查后早期手术仍是治疗的首选方案。因此，临床医师应根据Chiari畸形患儿的具体情况进行个体化评估并采取不同的外科术式精准治疗，从而达到临床疗效最佳化。

参考文献

1. R Shane Tubbs,Mehmet Turgut,W Jerry Oakes. Chiari畸形. 郭付有,赵洪洋,主译. 新加坡:伊诺科学出版社,2021 .

2. Chiari H. Ueber V eranderungen des Kleinhirnsinfolge von Hydrocephalie des Grosshirns. Med Wochenschr,1891,17:1172–1175.

3. Holly LT,Batzdorf U. Chiari malformation and syringomyelia. J Neurosurg Spine, 2019,31(5):619-628.

4. Azahraa Haddad F,Qaisi I,Joudeh N,et al. The newer classifications of the chiari malformations with clarifications:An anatomical review. Clin Anat,2018,31(3):314-322.

5. Sekula R F Jr,Jannetta P J,Casey KF,et al. Dimensions of the posterior fossa in patients symptomatic for Chiari I malformation but without cerebellar tonsillar descent. Cerebrospinal Fluid Res,2005,2:11.

6. Klekamp J. Surgical treatment of Chiari I malformation:analysis of intraoperative findings complications,and outcome for 371 foramen magnum decompressions. J. Neurosurgery,2012, 71(2):365-450.

7. Hiremath S B,Fitsiori A,Boto J,et al. The Perplexity Surrounding Chiari Malformations -Are We Any Wiser Now?AJNR Am J Neuroradiol,2020,41(11):1975-1981.

8. Sakas D E,Korfias S I,Wayte S C,et al. Chiari malformation:CSF flow dynamics in the craniocervical junction and syrinx. Acta Neurochir (Wien),2005,147(12):1223-1233.

9. Zhang H Q,Wang Y X,Guo C F,et al. Minimum 5-year follow-up outcomes for one-stage posterior instrumentation without neurosurgery intervention for correction of scoliosis associated with Chiari I malformation and syringomyelia. Arch Orthop Trauma Surg,2022,142(1):123-129.

10. Xie J,Wang Y,Zhao Z,et al. One-stage and posterior approach for correction of moderate to severe scoliosis in adolescents associated with Chiari I malformation:is a prior suboccipital decompression always necessary?Eur Spine J,2011,20(7):1106-1113.

11. Samuel G,McClugage,Jerry Oakes. The Chiari I malformation. J Neurosurg Pediatr,2019, 24:217-226.

12. Bolognese P A,Brodbelt A,Bloom A B,et al. Professional profiles,technical preferences,surgical

opinions,and management of clinical scenarios from a panel of 63 international experts in the field of Chiari I malformation. World Neurosurg,2020,140:e14-e22.

13. Krishna V,McLawhorn M,Kosnik-Infinger L,et al. High long-term symptomatic recurrence rates after Chiari-1 decompression without dural opening:a single center experience. Clin Neurol Neurosurg,2014,118:53-58.

14. Liu H,Yang C,Yang J,et al. Pediatric Chiari malformation type I:long-term outcomes following small-bone-window posterior fossa decompression with autologous-fascia duraplasty. Exp Ther Med,2017,14(6):5652-5658.

（郭付有，左玉超，胡　岩　郑州大学第一附属医院）

Precise Surgical Management
of
Chiari Malformation

5

获得性Chiari畸形的
手术治疗

5.1　获得性Chiari畸形概述

Chiari 畸形（Chiari malformation，CM），又称小脑扁桃体下疝畸形。病因学上，Chiari 畸形可以是先天性的，也可以是后天获得性的。其中先天性 Chiari 畸形最为常见，而获得性 Chiari 畸形相对罕见。获得性 Chiari 畸形（acquired Chiari malformation）是指继发于各种颅脑脊髓原发疾病（如颅内占位性病变、颅缝早闭、脑积水、脑动静脉畸形、慢性硬膜下血肿、腰大池引流术后及脊髓疾病）的小脑扁桃体下疝畸形，部分患者可能同时合并脊髓空洞症。

5.2　获得性Chiari畸形的症状和体征

获得性 Chiari 畸形的临床表现复杂，部分患者单纯表现为原发病相关的临床症状，如颅内占位性病变造成的头痛、癫痫及肢体活动障碍等症状，颅缝早闭导致的头颅外观畸形、继发颅高压及高级认知功能下降等症状。另有部分患者表现为原发疾病、小脑扁桃体下疝及脊髓空洞症的叠加症状，这通常需要基于详细的体格检查结合全面的影像学评估进行鉴别。

5.3　获得性Chiari畸形的治疗

与先天性 Chiari 畸形的治疗不同，获得性 Chiari 畸形的治疗以"治疗原发病"为基本原则，如果能积极有效解除原发病，通常不需要行"枕下减压术"。但如果原发病未得到有效解除，则需要通过"枕下减压术"缓解由小脑扁桃体下疝及脊髓空洞症引起的相关症状。

结合本中心治疗经验及相关文献报道，绝大多数获得性Chiari畸形患者的原发疾病得到治疗后，小脑扁桃体下疝及脊髓空洞症都能获得有效缓解。

5.4 典型病例

病例1 女，22岁，以"声音嘶哑10余年，走路不稳2年，头晕20天余"为主诉入院。

现病史：10余年前无明显诱因出现声音嘶哑，初未在意，未行诊治。2年前出现走路不稳，20天前无明显诱因出现头晕，持续约半小时，伴有呕吐感，至当地医院就诊。行头部CT结果显示：①颅骨纤维异常增生症合并轻度梗阻性脑积水；②颈段脊髓空洞症；③左侧乳突炎症。未行特殊治疗，今为求进一步诊疗来我院，门诊以"①颅骨纤维异常增生症，②小脑扁桃体下疝畸形，③颈1-颈6水平脊髓空洞症"为诊断收住院。发病以来，神志清，精神稍差，饮食正常，睡眠差，大便正常，小便较前稍频繁，体重无明显变化。

查体：神经系统检查无阳性体征。头部CT检查显示：左侧颞骨、枕骨形态失常，骨质密度不均匀，呈肥皂泡样改变，邻近小脑及脑干受压，中线右移；左侧中耳乳突内见密度增高影（图5-1）。MRI检查显示（图5-2）：①左侧小脑半球周围、延髓及桥脑左前方脑池内多发异常信号，鼻咽左侧壁及左侧咽旁占位性病变，考虑恶性病变；②左侧枕骨、左侧颞骨、斜坡骨质异常信号；③左侧桥臂、左侧小脑半球异常信号，受压水肿改变？④幕上脑积水，并双侧侧脑室周围间质性脑水肿；⑤左侧乳突炎；⑥小脑扁桃体下疝；⑦颈1-颈6椎体水平脊髓空洞症。术前MRI脑脊液流动成像提示第四脑室入口通畅，出口狭窄，中脑导水管处收缩期向下峰流速7.08cm/s，舒张期向上峰流速5.48cm/s，向下平均净流量仅为0.006ml/心动周期。

入院诊断：①颅骨纤维异常增生症；②小脑扁桃体下疝畸形；③颈1-颈6水平脊髓空洞症。手术行颅骨病变切除术+小脑扁桃体部分切除术+硬膜扩大成形术。

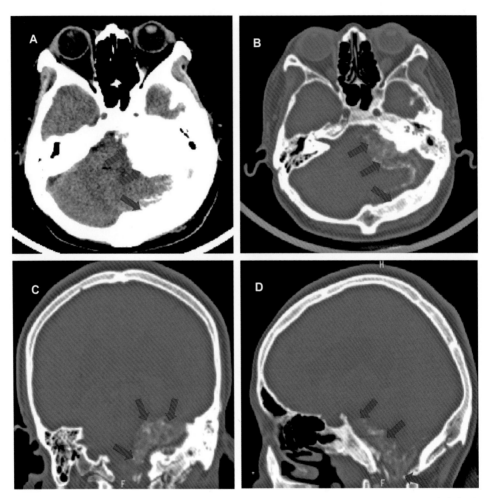

图5-1 术前头部CT显示左侧颞骨、枕骨异常增生/增厚，骨质密度不均匀，呈肥皂泡样改变，邻近小脑及脑干受压。红色箭头所指为病变

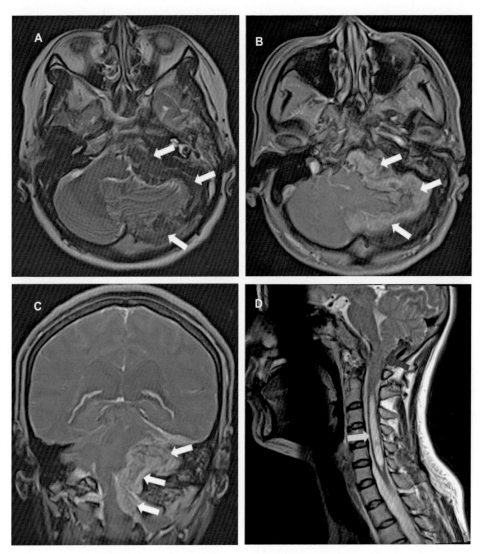

图5-2　术前MRI显示左侧小脑半球周围、延髓及桥脑左前方脑池内多发异常信号，鼻咽左侧壁及左侧咽旁占位性病变，考虑恶性病变；左侧枕骨、左侧颞骨、斜坡骨质异常信号；幕上脑积水；小脑扁桃体下疝；颈1-颈6椎体水平脊髓空洞症。白色箭头所指为病变，红色箭头所指为下疝的小脑扁桃体，黄色箭头所指为颈1-颈6椎体水平脊髓空洞症

术中探查：病变起源于硬脑膜下，硬脑膜明显反应性增生，病变侵犯颅骨及枕部肌肉，切除部分病变后可见双侧小脑扁桃体及延髓，延髓受硬膜病变推挤明显向右侧移位，分离粘连蛛网膜后电灼切除双侧小脑扁桃体下份，可见第四脑室正中孔及脊髓中央管上口脑脊液流动通畅。

随访：术后2周复查，头部MRI显示肿瘤部分切除，小脑受压情况较前减轻，小脑扁桃体下疝消失，脊髓空洞较术前有所缩小（图5-3）。术后2周MRI脑脊液流动成像提示中脑导水管处收缩期向下峰流速11.19cm/s，舒张期向上峰流速17.20cm/s，向下平均净流量增加至0.015ml/心动周期（图5-4）。病理结果显示颅后窝扁平肥厚型脑膜瘤，WHO I级（图5-5）。

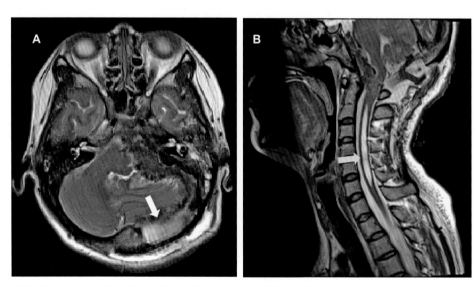

图5-3　术后MRI显示肿瘤部分切除，小脑受压情况较前减轻，小脑扁桃体下疝较前减轻，脊髓空洞较术前有所缩小。白色箭头所指为肿瘤部分切除，红色箭头所指为小脑扁桃体下疝消失，黄色箭头所指为颈1-颈6椎体水平脊髓空洞较术前有所缩小

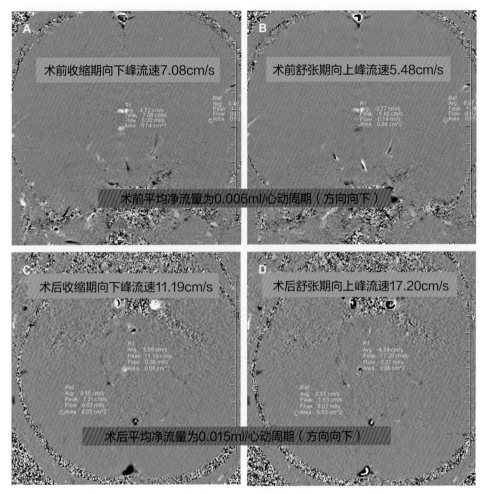

图5-4 中脑导水管处MRI脑脊液流动成像数据测量结果显示：术前收缩期向下峰流速7.08cm/s（图A），舒张期向上峰流速5.48cm/s（图B），术前向下平均净流量仅为0.006ml/心动周期；术后2周可见收缩期向下峰流速增至11.19cm/s（图C），舒张期向上峰流速17.20cm/s（图D），向下平均净流量增至0.015ml/心动周期

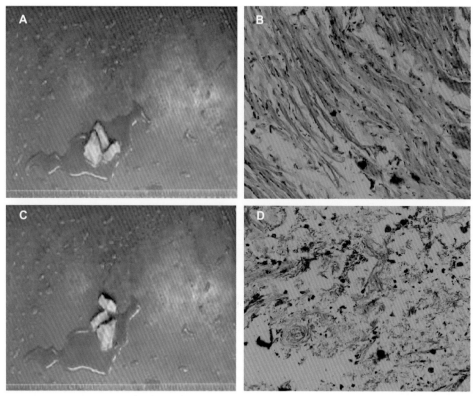

图5-5　术后病理结果显示颅后窝扁平肥厚型脑膜瘤。A图、B图为术中所取脑膜病变的大体标本及病理切片；C图、D图为术中所取颅骨病变的大体标本及病理切片

病例2　女，51岁，以"间断头晕2年余，加重1年"为主诉入院。

　　现病史：患者2年余前无明显诱因出现头晕，无视物模糊，无行走不稳，无听力下降。1年前晕蒙加重，伴恶心、呕吐、耳鸣，偶发摔倒。于当地医院就诊，查头部MRI示：颅后窝占位病变。今为求进一步诊治，门诊以"颅后窝巨大占位病变"收入院。自发病以来，食欲差，睡眠欠佳，大小便正常，精神正常，体重无减轻。

　　查体：神经系统检查无阳性体征。术前MRI检查显示：①颅后窝巨大占位病变（56mm×53mm×50mm），考虑窦汇脑膜瘤；②小脑扁桃体下疝（图5-6）。

入院诊断：①窦汇脑膜瘤？②获得性Chiari畸形。明确无手术禁忌后，择期行"窦汇脑膜瘤切除术"。

随访：术后2周复查头部MRI显示肿瘤全切，小脑扁桃体复位（图5-7）。术后病理结果提示窦汇脑膜瘤，WHO I级（图5-8）。

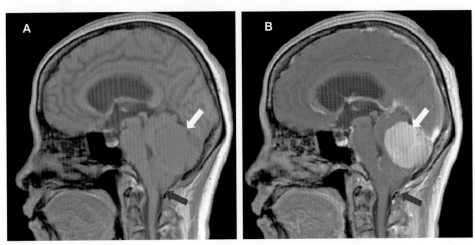

图5-6　术前MRI显示后颅窝巨大占位病变，考虑窦汇脑膜瘤、小脑扁桃体下疝。A图为矢状位平扫T1像；B图为矢状位增强T1像。白色箭头所指为病变，红色箭头所指为下疝的小脑扁桃体

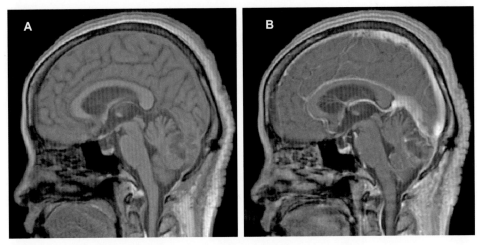

图5-7　术后MRI显示肿瘤全切，术前下疝的小脑扁桃体术后已复位。A图为矢状位平扫T1像；B图为矢状位增强T1像

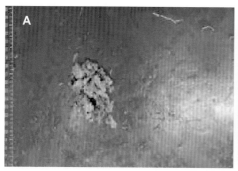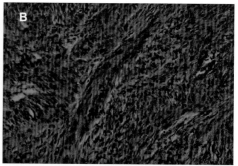

图5-8 术后病理结果显示窦汇脑膜瘤。A图为术中所取肿瘤病变的大体标本，B图为病理切片

5.5 获得性Chiari畸形的手术注意事项

5.5.1 术前注意事项

对于获得性Chiari畸形患者进行全面的术前评估尤为重要，详细的术前体格检查及影像学检查有助于准确发现导致获得性Chiari畸形的原发病因（如颅内占位性病变、颅缝早闭、脑积水、脑血管疾病及脊髓疾病等），这对于手术方案的制定至关重要。对于同时合并脊髓空洞症的患者，术前常规行高分辨磁共振脑脊液流动成像，有助于判断颅颈交界区脑脊液循环是否梗阻及四脑室出口处是否有假膜形成。

5.5.2 术中注意事项

对于幕上病变、颅缝早闭等非颅后窝区域疾病导致的获得性Chiari畸形，针对原发疾病行常规手术治疗即可。对于颅后窝病变导致的获得性Chiari畸形患者，如果术前影像学检查提示同时合并脊髓空洞症，且高分辨磁共振脑脊液流动成像发现颅颈交界区存在脑脊液循环梗阻及第四脑室出口处有假膜形成，可考虑行一期探查四脑室出口探查术，必要时行小脑扁桃体部分切除及假膜切除。

5.6 总结

由于病因学不同，获得性 Chairi 畸形患者的手术治疗原则与先天性 Chairi 畸形亦有所区别。根据本中心经验结合文献报道，获得性 Chairi 畸形的治疗以"治疗原发病"为基本原则，原发病得到有效治疗后，继发于原发病所形成的小脑扁桃体下疝畸形及脊髓空洞症绝大多数都能得到有效的缓解。因此，获得性 Chairi 畸形患者的手术治疗需要进行个体化评估，如果能积极有效地解除原发病（如切除颅内占位性病变），通常不需要行"枕下减压术"。但如果原发病未得到有效解除，才考虑通过"枕下减压术"缓解由小脑扁桃体下疝及脊髓空洞症引起的相关症状。

参考文献

1. R Shane Tubbs,Mehmet Turgut,W Jerry Oakes. Chiari 畸形 .郭付有,赵洪洋,主译.新加坡:伊诺科学出版社,2021.

2. Wu F Z,Fu J H,Chen J Y,et al. Teaching neuroImages:acquired Chiari malformation with syringohydromyelia caused by posterior fossa tumor. Neurology,2010,75(14):e59.

3. Chen K W,Kuo M F,Lee C W,et al. Acquired Chiari malformation type I associated with a supratentorial fistulous arteriovenous malformation:a case report. Childs Nerv Syst,2015, 31(3):499-501.

4. Wang J,Alotaibi N M,Samuel N,et al. Acquired Chiari malformation and syringomyelia secondary to space-occupying lesions:a systematic review. World Neurosurg,2017,98:800-808.

5. Potgieser A R,Hoving E W. A novel technique to treat acquired Chiari I malformation after supratentorial shunting. Childs Nerv Syst,2016,32(9):1721-1725.

6. Rodesch G,Otto B,Mouchamps M,et al. Reversible tonsillar prolapse and syringomyelia after embolization of a tectal arteriovenous malformation. J Neurosurg. Case report and review of the literature,2007,107(2):412-415.

7. Morioka T,Shono T,Nishio S,et al. Acquired Chiari I malformation and syringomyelia associated with bilateral chronic subdural hematoma. Case report. J Neurosurg,1995,83(3):556-558.

8. Abel T J,Chowdhary A,Gabikian P,et al. Acquired chiari malformation type I associated with a fatty terminal filum. Case report. J Neurosurg.2006,105(4):329-332.

9. Atkinson J L,Weinshenker B G,Miller G M,et al. Acquired Chiari I malformation secondary to spontaneous spinal cerebrospinal fluid leakage and chronic intracranial hypotension syndrome in seven cases. J Neurosurg,1998,88(2):237-242.

10. Sheehan J M,Jane J A. Resolution of tonsillar herniation and syringomyelia after supratentorial tumor resection:case report and review of the literature. Neurosurgery,2000,47(1):233-235.

（王　蒙，郭付有，宋来君　郑州大学第一附属医院）

Chiari

Precise Surgical Management
of
Chiari Malformation

6

Chiari畸形 II 型的
手术治疗

6.1 Chiari畸形Ⅱ型概述

　　Chiari畸形（Chiari malformation，CM），又称为小脑扁桃体下疝畸形，主要指以颅后窝脑组织（包括小脑下部、脑干和第四脑室）向下作舌状疝出，穿过枕骨大孔并嵌顿入颈椎椎管为特征的一组异质性疾病。它主要分为四型。其中Ⅰ型主要以小脑扁桃体下疝为特征，最为常见。Ⅱ型（CM-Ⅱ）相对少见，在新生儿中发病率约为0.1%，其在Ⅰ型的基础上合并脑干、小脑蚓部和第四脑室向下移位变形（图6-1）。CM-Ⅱ型的发现时间早于Hans Chiari定义Chiari畸形。在1829年，法国外科医师和解剖学家Jean Cruveilhier在一位脊髓脊膜膨出的患者中观察到其小脑、延髓和四脑室均延长并进入上颈椎的椎管内，这是CMⅡ型最早的描述。也正因为此，脊髓脊膜膨出被认为与CM-Ⅱ型畸形有关。

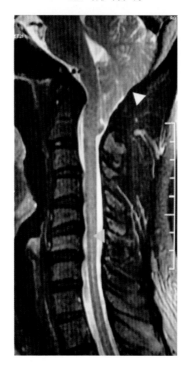

图6-1　典型Chiari畸形Ⅱ型患者的核磁共振表现。白色三角指示小脑扁桃体合并脑干、小脑蚓部和第四脑室向下移位变形，疝入上位颈椎椎管。黄色三角显示脊髓空洞

6.2 Chiari畸形Ⅱ型的病理生理机制

目前关于CM-Ⅱ的病理生理机制尚存在争议，但多数专家认为其与先天的脊髓脊膜膨出和后天脑干的慢性压迫相关。对于前者，最主要的证据是神经系统影像检查显示脊髓脊膜膨出和CM-Ⅱ相关性高达80%。据此，McLone和Knepper提出关于CM-Ⅱ型病理生理的"统一理论"，他们认为CM-Ⅱ型是脑和神经管发育异常导致的，其理论主要涉及以下5个发育问题：①异常的神经管胚胎发育是CM-Ⅱ的先决条件；②神经管腔发育中存在时间错位和短暂的脊髓神经管腔闭合；③神经管腔的异常发育直接导致原始脑室无法维持生理性扩张；④低张力的原始脑室无法正常刺激诱导颅后窝的成骨过程，导致颅后窝发育不良；⑤颅后窝发育不良无法容纳神经组织（包括脑干、小脑和脑室系统），诱使其向上和向下疝出，致使小脑幕发育和枕骨大孔畸形扩大，从而最终导致小脑、脑干和第四脑室等结构疝入上位椎管。近来随着脊髓脊膜膨出修复术在胎儿和新生儿患者中的应用，大部分患儿的CM-Ⅱ畸形能够稳定不进展甚至得到逆转缓解，也进一步证实了神经管发育畸形在CM-Ⅱ型发病中的重要作用。但是值得注意的是，并不是每个CM-Ⅱ型患者都伴发脊髓脊膜膨出，在出生即具有典型的临床症状。不少幼儿甚至成年的CM-Ⅱ型患者起病隐匿，症状多变。近来，组织学上的证据显示CM-Ⅱ患者脑干存在明显脱髓鞘，脑干神经核团和神经纤维束萎缩，提示脑干存在持续性受压的可能。同时在致死性的CM-Ⅱ型畸形的病例中，脑干部位有出血梗死，进一步支持了"慢性压迫假说"。因此，很有可能神经管发育异常和脑干的慢性压迫均参与了CM-Ⅱ的病理发生，即神经管的发育异常导致的颅后窝骨性结构的发育不良，致使脑干持续受压，从而引起CM-Ⅱ型的临床症状。

6.3　Chiari畸形 II 型的临床表现

　　CM-II的临床表现主要与发病年龄相关。对于婴幼儿患者，脊髓脊膜膨出是最常见的并发畸形，其临床症状往往很重，以脑干和颅神经受压和功能障碍表现为主，发病凶险，常常需要限期甚至急诊手术治疗。其主要的症状包括喘鸣、声带受损、中枢性呼吸障碍、吞咽障碍、吸入性肺炎、心律失常等。在这些患儿中，中枢性和阻塞性呼吸困难可能同时存在，吞咽功能障碍和吸入性肺炎往往是进展性的，甚至需要气管切开和机器辅助呼吸。在年龄稍大的患儿中，并发畸形引起的症状更为普遍，包括运动功能障碍、肌张力异常、感觉功能减退、进展性的脊髓空洞和脊柱侧弯。在青少年和成年患者中，多数患者表现为小脑相关的症状和瘫痪。同时随着年龄增长，枕颈部疼痛的表现也更为突出，其表现与I型患者类似。

6.4　Chiari畸形 II 型的手术治疗的策略

6.4.1　脊髓脊膜膨出修复术

　　对脊髓脊膜膨出合并CM-II畸形的患儿，早期手术修复可缓解其颅后窝神经组织的下疝的程度。在1999年，来自Vanderbilt大学医疗中心的研究团队率先在24～30孕周的确诊脊髓脊膜膨出的胎儿中尝试早期手术修复。在这组胎儿中，术前超声显示患儿在宫内即有中到重度的小脑和脑干的下疝畸形。而在宫内进行修补脊髓脊膜膨出后，出生儿的小脑和脑干下疝程度得到明显减轻，由术前的平均4.3/6级下疝下降到平均0.9/6级，其中有一位患儿出生后CM-II畸形得到完全逆转。此后，Beuriat评估了产后进行脊髓脊膜膨出修补术对CM-II

畸形的改善程度。该研究对比了61位脊髓脊膜膨出患者术前术后的磁共振影像资料，平均随访时间为8.1年。他们发现：①77%脊髓脊膜膨出的患儿在出生时确诊CM-Ⅱ畸形，并且其小脑扁桃体尾端平均下疝到第三颈椎；②产后进行脊髓脊膜修补手术能够使多数并发CM-Ⅱ畸形的患儿获益，并不同程度地提升了小脑扁桃体的高度，缓解Ⅱ型畸形，但并发的脑积水、脊髓空洞、脊髓栓系等畸形可能影响手术预后。

总体而言，目前的临床证据显示宫内和产后即时进行脊髓脊膜膨出修复术，能通过修复颅后窝神经结构畸形和恢复脑脊液生理循环，较为切实地缓解脊髓脊膜膨出相关的CM-Ⅱ畸形。

6.4.2 后颅窝减压术

在Chiari畸形Ⅰ型治疗中后颅窝减压术是最常用的术式，但在CM-Ⅱ治疗中其应用尚存在争议。反对方主要的依据是：①CM-Ⅱ患者本身具有扩大的枕骨大孔，因此再进行后颅窝减压意义不大；②目前不少研究显示CM-Ⅱ型患者出现临床症状进展时，脑积水的加重是重要的诱因，处理脑积水的治疗效果要优于单纯的后颅窝减压术。但需要注意的是，CM-Ⅱ畸形发生的主要病理生理机制仍然是颅后窝空间的相对狭小，即发育不良的枕骨和臃肿的神经组织之间的矛盾。正如目前绝大多数脊髓脊膜膨出相关的研究将缓解CM-Ⅱ畸形作为疗效评估的主要标准，笔者和其他支持方的研究中心认为通过后颅窝减压重建术恢复正常的颅后窝解剖位，是对病因治疗，在CM-Ⅱ型的治疗至关重要。当然，如CM-Ⅱ型患者并发脑积水或者脊髓脊膜膨出，针对并发畸形的治疗要放在首位，需要严格把握手术适应证。

另外一个需要大家注意的是在支持后颅窝减压术的阵营中，不同的治疗中心对后颅窝减压的手术细节也存在很多争论点。主要包括：①骨性减压的范围多大，微创还是扩大减压？②是否需要打开硬膜，进行硬膜内操作？③延颈交界区蛛网膜处理，是否松解粘连，探查第四脑室出口？④小脑扁桃体的操作有无必要，电灼，切除，悬吊？

⑤颅后窝是否进行扩大重建，重建的材料如何选择等。根据已有的文献和我们的经验，CM-Ⅱ畸形患者年幼者居多，其骨质部分柔韧，骨缝闭合不全，同时多数患者枕骨大孔在慢性挤压下相对扩大，单纯进行扩大的骨性减压对患者CM-Ⅱ的治疗作用有限，手术治疗的主要目标还是打开硬膜，手术恢复神经解剖结构和硬膜重建扩大颅后窝体积。另外，由于CM-Ⅱ型患者中小脑、第四脑室和脑干均疝入狭窄的颈椎椎管，多数患者三者的边界难以辨别，相互之间粘连紧密，因此强制性地解剖蛛网膜，开通第四脑室出口，极大可能损伤脑干功能，导致严重的神经功能障碍，得不偿失，需要根据术中的实际情况个性化选择。最后笔者认为小脑扁桃体的处理也非常必要，如双侧小脑扁桃体能成功游离并进行解剖学上的复位，能改善小脑扁桃体压迫导致的多种临床症状，并防止手术后小脑下垂所致的迟发性的神经功能障碍。我们的经验是可以进行小脑扁桃体塑形悬吊术，即先以电灼塑形小脑扁桃体，而后以丝线悬吊于硬膜边缘，这样做能更确切地提升小脑扁桃体的位置，使CM-Ⅱ畸形恢复，并有利于临床症状和脊髓空洞的缓解。

由于CM-Ⅱ患者发病率相对较低，临床经验欠缺。目前阶段很难设计一个通用式式进行治疗。因此术前应对CM-Ⅱ患者进行详细的个体化评估，并根据不同病情在合适的时间采取不同的外科术式，以保证临床疗效。同时我们的经验显示,CM-Ⅱ型患者治疗了并发畸形（特别是脑积水和脊髓脊膜膨出）后，仍出现典型脑干和后组颅神经压迫症状的情况下，后颅窝减压重建术联合小脑扁桃体塑形悬吊术是一个合适的选择。

6.5 后颅窝减压重建术联合小脑扁桃体塑形悬吊术治疗Chiari畸形Ⅱ型

6.5.1 手术适应证

（1）影像学显示典型CM-Ⅱ畸形并伴发脊髓脊膜膨出、脊髓空洞、脊柱侧弯等其他畸形者。

（2）患儿出现典型的颅脑神经、小脑或脑干症状或体征，如喘鸣、呼吸困难、声音嘶哑、吞咽困难、共济失调、眼球震颤、颈部活动受限、颈枕部疼痛等临床症状者，其中出现呼吸和吞咽功能障碍者是手术治疗的绝对适应证。

（3）早期无临床症状或症状不典型的患儿随访过程中症状加重者。

6.5.2　手术禁忌证

无绝对禁忌证，其相对禁忌证包括：

（1）无需手术治疗的CM-Ⅱ患者，如偶然发现无症状者、诊断不明确者等；

（2）严重系统性疾病无法耐受手术者；

（3）家属或患者不同意手术者。

6.5.3　手术时机

CM-Ⅱ发病率低，目前尚无高质量的循证医学证据和专家共识。但是根据已有的研究显示，其在新生儿和婴儿患者中病死率高。在新生儿和婴儿患者中，CM-Ⅱ的进展常较为迅速，可以在数天内表现出严重的神经功能障碍，需要急诊手术治疗（包括后颅窝减压、气管切开等）。因此，我们推荐表现出典型症状的新生儿和婴儿CM-Ⅱ尽早手术（72h内）。在症状相对较轻的稍年长和成人患者中，可根据情况择期手术。此外，术前需要对患者进行详细的术前评估，以排除脑积水加重导致的"假"手术指征。

6.5.4　操作流程

参见图6-2。

（1）确保患者麻醉完成后，取俯卧位，14岁以上患者用成人头钉固定，3～14岁患儿用儿童头钉及头架固定头部，3岁以下采用头托固定，避免患者面部压伤，颈部稍屈曲以暴露手术区域至视野最高点，常规消毒铺巾。

（2）取枕下正中切口，沿白线依次切开各层组织，暴露枕骨鳞部、寰椎后弓、C2棘突，切开增厚的寰枕后膜。

（3）于枕外隆凸下方、中线旁各钻一孔，根据患者实际情况去除枕骨大孔处枕鳞部分骨质（成人约为2.5cm×3cm），咬除寰椎后弓。

（4）"Y"字形切开硬脑膜，显微镜下松解邻近枕大孔区和扁桃体处的蛛网膜，探查小脑扁桃体和脑干的下疝程度，评估脑干背侧否有粘连，根据情况可探查第四脑室底部正中孔，小心松解粘连蛛网膜使其通畅。

（5）电灼小脑扁桃体后下部表面软脑膜，进行扁桃体塑形，使小脑扁桃体下缘至枕骨大孔水平，注意避免过度电灼形成组织焦痂，电灼处使用3-0丝线悬吊于上方硬脑膜，而后严密止血。

（6）使用自体筋膜或人工脑膜重建枕大池，严密缝合修补硬膜。

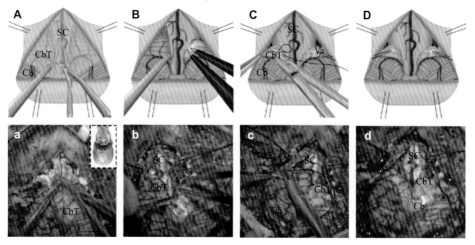

图6-2　小脑扁桃体塑形悬吊术的操作流程。A-a：锐性分离小脑扁桃体周围蛛网膜；B-b：电灼塑形左侧小脑扁桃体；C-c：右侧小脑扁桃体悬吊术；D-d：双侧小脑扁桃体塑形悬吊后效果图。Cb—小脑；CbT—小脑扁桃体；SC—脊髓；Va—椎动脉

6.6 典型病例

男，28岁，以"颈枕部疼痛3年伴饮水呛咳1周"为主诉入院。

现病史：3年前无明显诱因出现颈枕部疼痛，呈持续性胀痛，咳嗽、运动、劳累后加重，患者未予以特殊治疗。近1周，患者疼痛症状加重并出现饮水或进流食时频繁呛咳，至当地医院行MRI示：Chiari畸形。今为求进一步诊治，门诊以"Chiari畸形"收入院。

入院查体：患者四肢感觉未见明显减退，肌力5级，肌张力如常。饮水后出现呛咳，近一周体重减轻5kg。余神经系统未见异常。

辅助检查：MRI示第四脑室延长，小脑扁桃体下疝至C2水平，位于枕骨大孔以下2cm，同时部分脑干和小脑组织向下移位疝入上位颈椎椎管。

入院诊断：Chiari畸形Ⅱ型。行后颅窝减压重建术并在术中探查开放第四脑室出口。

随访：术后患者饮水呛咳和头疼得到明显改善。一年后复查，核磁共振显示小脑扁桃体和脑干复位，枕骨大孔腹侧和背侧脑脊液信号复现，提示颅颈交接区脑脊液循环的恢复（图6-3）。

6.7 Chiari畸形Ⅱ型的围手术期注意事项和建议

（1）对于并发脑积水的CM-Ⅱ型患者，特别是短时间内出现脑干症状进展者（如呼吸暂停等），建议在确保呼吸循环稳定的条件下，优先考虑治疗脑积水。其治疗的方式包括脑室腹腔分流术、第三脑室造瘘术等。若已经进行分流术，则需要对分流系统的功能和效果进行评估，必要时手术探查。

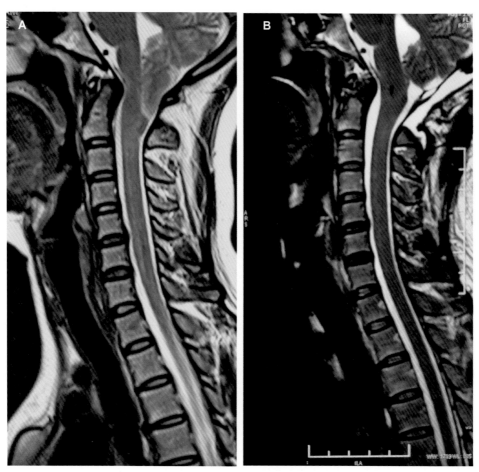

图6-3 Chiari畸形Ⅱ型患者的术前和术后核磁共振对比。A：术前核磁共振显示典型Chiari畸形Ⅱ型，即第四脑室延长伴小脑扁桃体下疝至C2水平、部分脑干和小脑组织向下移位疝入上位颈椎椎管。B：患者进行后颅窝减压重建术并在术中探查开放第四脑室出口。术后一年核磁共振显示术后小脑扁桃体和脑干复位，枕骨大孔腹侧和背侧脑脊液信号复现，提示颅颈交接区脑脊液循环的恢复

（2）准确的术前影像学有利于改善手术预后。这里的影像学评估主要指核磁共振影像，评估主要内容包括颅后窝静脉窦和脑干脊髓关系两个方面。CM-Ⅱ型患者不少是儿童甚至婴幼儿，加之多数患儿颅后窝骨质发育不良，这导致颅后窝静脉窦（特别是窦汇区）离枕骨大孔很近。因此术前对静脉窦的位置判读有利于减少术中意外损伤静脉

窦的风险。另外一方面，CM-Ⅱ畸形患者往往小脑组织和脑干之间粘连严重，两者的分界难以判断。术前熟悉脑干、小脑和脑室三者的关系，有利于术中解剖结构的辨别和松解粘连，开通第四脑室出口，改善脑脊液循环。当然，对于粘连严重者，对脑干和小脑的解剖和松解要慎重。

（3）术前注意备血。婴幼儿本身血容量少，在手术入路和术中打开硬膜时，患儿容易出现过度失血。应在术前与相关医护人员多沟通，制定预案。

（4）如时间允许，术前亦应详细评估寰枕关节的稳定性，我们的经验是不少CM-Ⅱ畸形患者也同时合并寰枕关节失稳，建议在行后颅窝减压术的同时进行寰枕关节的固定和复位。对此类特殊患者，如行减压手术而不同时进行内固定术，往往会导致减压手术的疗效不尽如意，甚至加重脑干的腹侧压迫。

（5）由于CM-Ⅱ型患者一般年龄偏小，术区有限，各种解剖结构相对成人均缩小数倍。因此术者需有扎实的显微镜下手术操作技术，并建议尽量在显微镜下完成各项手术操作。

（6）术中打开硬膜建议由下向上，即从硬脊膜开始。CM-Ⅱ型患者由于颅后窝发育不良，静脉窦可能会出现下移靠近枕骨大孔的情况。从下向上切开硬膜，可以避免一开始就损伤静脉窦的糟糕局面，并且有利于切开硬膜时止血。

（7）对于双侧小脑扁桃体可从脑干粘连中游离出来的患者，我们的经验是可以进行小脑扁桃体塑形悬吊术，即先以电灼塑形小脑扁桃体，而后以丝线悬吊于硬膜边缘，这样做能更确切地提升小脑扁桃体的位置，矫正CM-Ⅱ畸形，并有利于临床症状和脊髓空洞的缓解。

（8）在手术中，术者应尽量减少蛛网膜下腔的积血，减少术后蛛网膜粘连、出现脑膜刺激和继发脑积水的风险。

（9）在重建颅后窝时，笔者建议优先考虑以颈枕部自体筋膜进行扩大缝合硬膜。虽然目前证据提示人工硬膜同样可以使用，但考虑到排异反应，减少脑脊液漏风险，自体筋膜是更佳的选择。

（10）术后气道的管理和监测对确保手术安全至关重要。建议气管插管需要在患者自主呼吸和意识完全恢复后考虑拔除；并根据患者实际情况，可考虑进行气管切开和呼吸机辅助呼吸。

6.8 总结

目前关于CM-Ⅱ畸形患者的临床治疗经验尚有限，其手术方式存在争议。推荐的治疗方式是手术处理并发畸形（如脊髓脊膜膨出修补术、脑室分流术、脑室造瘘术等）的基础上进行后颅窝减压重建并塑形悬吊小脑扁桃体。但要特别注意的是，临床医师应术前对CM-Ⅱ型患者进行详细的个体化评估，并根据不同病情在合适的时间采取不同的外科术式精准治疗，从而达到临床疗效最佳化。

参考文献

1. Tubbs R S,Mehmet Turgut,Oakes W J. Chiari畸形. 郭付有,赵洪洋,主译.新加坡:伊诺科学出版社,2021.
2. Cruveilhier J. Anatomie pathologie du corps humain. Paris:JB Baillière；1829.
3. Goodrich J T,Zek M M,Cinalli G,et al. A historical review of the surgical treatment of spina bifida. Springer Milan,2008.
4. McLone DG,Knepper PA. The cause of Chiari II malformation:a unified theory. Pediatr Neurosci,1989,15(1):1-12.
5. Talamonti G,Marcati E,Mastino L,et al. Surgical management of Chiari malformation type Ⅱ. Childs Nerv Syst,2020,36(8):1621-1634.
6. Wang L,Zhao H,Zhu W,et al. A combinatorial approach with cerebellar tonsil suspension to treating symptomatic Chiari malformation type I in adults:a Retrospective Study. World Neurosurg,2020,143:e19-e35.
7. Bruner JP,Tulipan N,Paschall RL,et al. Fetal surgery for myelomeningocele and the incidence of shunt-dependent hydrocephalus. JAMA,1999,282(19):1819-1825.
8. Beuriat PA,Szathmari A,Rousselle C,et al. Complete reversibility of the Chiari type II malformation after postnatal repair of myelomeningocele. World Neurosurg,2017,108:62-68.
9. Kim I,Hopson B,Aban I,et al. Decompression for Chiari malformation type II in individuals

with myelomeningocele in the National Spina Bifida Patient Registry. J Neurosurg Pediatr,2018,22(6):652-658.

10. Messing-Jünger M,Röhrig A. Primary and secondary management of the Chiari II malformation in children with myelomeningocele. Childs Nerv Syst,2013,29(9):1553-1562.

11. Stevenson KL. Chiari type II malformation:past,present,and future. Neurosurg Focus,2004, 16(2):E5.

12. Ozek M ,Cinalli G ,Maixner W J . Spina Bifida:Management and Outcome. Springer Milan,2008.

（汪　磊，周迎春，赵洪洋　华中科技大学同济医学院附属协和医院）

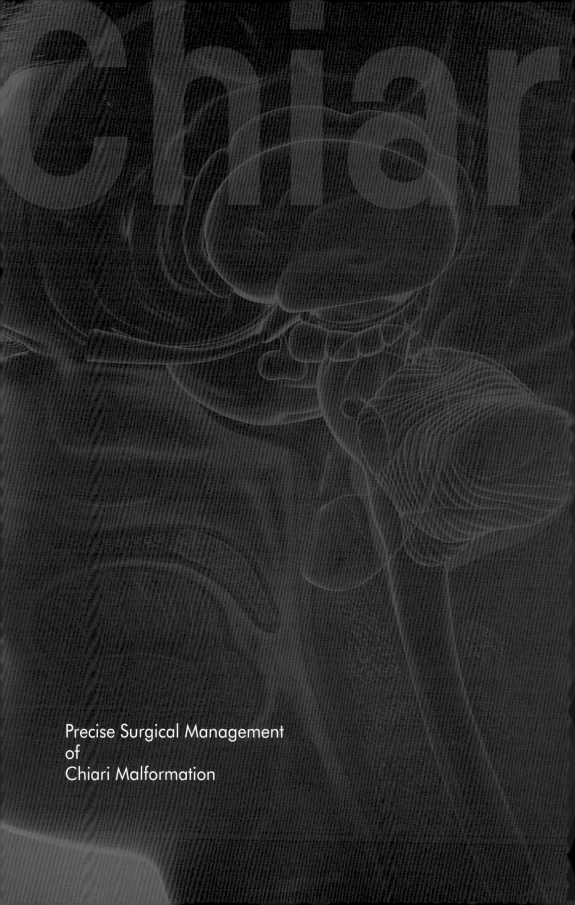

Precise Surgical Management
of
Chiari Malformation

7

Chiari畸形
合并寰枢关节脱位的
手术治疗

7.1 Chiari畸形合并寰枢关节脱位概述

Chiari 畸形的发病原因可能与多方面因素有关，长期以来比较公认的原因是颅后窝容积变小及枕骨大孔区拥挤，后来越来越多的研究证实颅颈交界区不稳定是其重要的发病原因之一，有报道认为50%～70%的患者还可合并寰枢关节不稳和寰枢关节脱位等畸形。甚至Goel认为所有的小脑扁桃体下疝畸形都与颅颈交界不稳定有关，不过此观点尚未得到广泛认可。

颅颈交界不稳可能为先天发育异常所致，亦可能为后天的损伤或关节炎症所导致。常常伴有寰枕融合、C2-C3融合齿突小体及颅底凹陷等。颅颈交界不稳可分为寰枕关节脱位和寰枢关节脱位两种，其中后者更为常见。本节重点描述Chiari畸形合并寰枢关节脱位。

7.2 Chiari畸形合并寰枢关节脱位的症状和体征

Chiari畸形合并寰枢关节脱位的症状除了有小脑扁桃体下疝及脊髓空洞相应症状外，还可能出现以下特殊症状和体征。

（1）**脑干、脊髓和神经根压迫损伤症状**　表现为枕颈部疼痛、肢体运动感觉障碍、括约肌障碍、大小便功能受限、性功能障碍、椎体束征阳性等，容易出现声音嘶哑、吞咽困难等后组颅神经损伤症状，严重时可导致呼吸、心率等生命体征不稳，甚至危及生命。

（2）**椎动脉压迫损伤症状**　寰枢关节脱位可压迫甚至损伤椎动脉，椎动脉为后循环的主要供血动脉，因而患者可出现眩晕、恶心、呕吐，严重时甚至出现大面积脑梗或椎动脉损伤而危及生命。

（3）**颈部活动异常**　寰枢关节脱位患者常常表现为颈部肌肉强直、活动受限，以颈部旋转受限最为显著，短颈畸形和斜颈较为常见。

7.3　Chiari畸形合并寰枢关节脱位的手术适应证

　　Chiari畸形合并的寰枢关节脱位以先天畸形为主，无自行康复的可能，治疗方案以手术复位和固定融合为主；脱位的枢椎与后方下疝的小脑扁桃体对延髓、高位颈髓形成前后夹击压迫，并且可能会累及椎动脉，导致患者症状常常比较严重，甚至可能危及生命，故建议尽早手术治疗。

7.4　Chiari畸形合并寰枢关节脱位的手术要点

　　目前的主要手术方式包括：①前路经口/鼻松解加复位内固定术；②前路经口/鼻松解加后路复位内固定术；③单纯后路复位内固定术等。前路手术虽然减压最为直接，但手术为二类切口，手术难度高、风险大，患者痛苦较多，术后并发症包括感染、脑脊液漏等发生率较高；后路手术方面，Goel技术针对寰枢椎侧方关节进行复位，由于在关节中进行了松解甚至植入融合器，对于颅底凹陷垂直脱位的复位更为有效，关节间支撑也使得内固定更为稳定，融合率更高，明显提高手术效果。因而，后路关节间松解、融合器植入、钉棒复位内固定技术逐渐成为治疗寰枢关节脱位的主流术式。

　　（1）手术体位，采用俯卧位上头架，使颈椎和头颅处于中立位。如果拟术中牵引，则不上头架，安置颅骨牵引弓，通过牵引架连接重物牵引。

　　（2）正中切口，暴露枕骨及C1-C2，必要时向下延长暴露，分离显露C2椎弓根，并向上显露C1-C2关节，在关节囊内插入特制关节软骨铰刀，逐渐用关节间撑开器撑开C1-C2关节，达到计划高度时进行正侧位透视确认，然后植入关节间融合器（填塞自体松质骨）。

（3）植入C2椎弓根螺钉，植入枕骨板或C1螺钉（有寰枕融合时），透视确认置钉方向及长度是否满意。

（4）连接钛棒，利用旋棒技术或提拉C1螺钉，对齿突进行向前加压复位。

（5）对于没有条件进行关节间植入融合器的患者，需要通过撑开技术复位齿状突矢状面的脱位，同时要切除枕骨和C2皮质，用大量自体松质骨植骨。

（6）对于大多数寰枢椎不稳患者，单纯复位即可治愈小脑扁桃体下疝及脊髓空洞。若术者觉复位后硬膜囊张力仍然较高，可以对枕骨大孔减压，甚至行硬膜外层切除，但不建议打开蛛网膜，否则脑脊液局部集聚可能影响骨质融合。

（7）对于后路无法复位患者，可以采用前路经口/鼻内镜下行齿突切除，导航引导会提高手术的安全性，并能协助判断减压是否充分。

7.5 典型病例

病例1 患者女性，33岁，因颈痛多年，头晕伴四肢无力4个月入院。

查体：患者步态不稳，颈部活动受限，四肢肌力Ⅴ级，病理征阳性。

辅助检查：MRI显示小脑扁桃体下疝，齿状突向后上压迫延髓，颈髓水肿（图7-1A）；颈椎三维CT显示寰枕融合，枢椎向后上脱位（图7-1B）。

入院诊断：①寰枕融合；②寰枢椎脱位；③Chairi畸形；④脊髓水肿。

手术方案：后路枢椎复位+枕骨大孔减压+自体骨植骨融合术。

随访：术后8个月患者复诊，症状消失，MRI显示延髓和颈髓压迫解除，小脑扁桃体回缩，枕骨大孔区脑脊液通路恢复正常，脊髓水肿消失（图7-1C）。复查颈椎CT见齿状突位置正常，枕颈角保持在正常范围，后方植骨融合（图7-1D）。

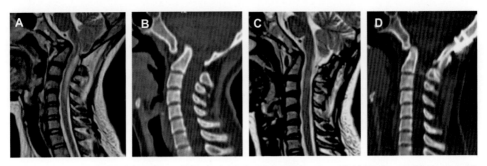

图7-1　A:小脑扁桃体下疝，齿状突向后上压迫延髓。B：寰枕融合，枢椎向后上脱位。C、D：复诊症状消失，MRI延髓和颈髓压迫解除，CT齿状突恢复正常

病例2　患者女，57岁，肢体麻木无力多年，行走不稳伴声音嘶哑3个月入院。

　　查体：步态不稳，声音嘶哑，咽反射减退，四肢深浅感觉减退，肌力Ⅳ级。

　　辅助检查：MRI示小脑扁桃体下疝，齿状突向后上压迫延髓，颈髓空洞形成（图7-2A）。CT示寰枕融合，齿状突位置过高，其上缘骨质增生（图7-2B）。

　　入院诊断：①寰枕融合，②寰枢椎不稳，③小脑扁桃体下疝，④脊髓空洞。

　　手术方案：后路减压固定融合+前路经鼻内镜齿状突切除。

　　随访：术后7天患者步态改善，复查CT见齿状突切除满意（图7-2C），MRI见延髓前后方压迫解除，枕骨大孔区空间扩大，脑脊液通路有所恢复，脊髓空洞较术前萎陷（图7-2D）。

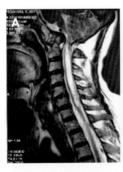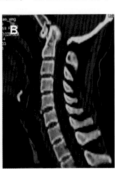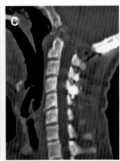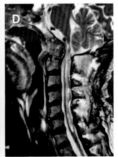

图7-2　A:MRI小脑扁桃体下疝，颈髓空洞。B：CT寰枕融合。C、D：复诊改善，CT齿状突切除满意，MRI延髓压迫解除

病例3 患者女性，39岁，因颈部疼痛2年，吞咽呛咳2个月入院。

查体：咽反射减退，颈部活动时疼痛。

辅助检查：MRI示小脑扁桃体及脑干下疝入枕骨大孔以下（图7-3A），三维CT见寰枢关节错位（图7-3B）。

入院诊断：①Chiari畸形Ⅱ型；②寰枢关节不稳。

手术方案：枕骨大孔减压＋小脑扁桃体切除＋硬膜扩大成形＋C1-C2关节固定融合。

随访：术后1年复诊，患者呛咳消失；复查MRI见脑干位置恢复正常，枕骨大孔区脑脊液循环通畅（图7-3C）；CT见C1-C2关节对位整齐，关节间形成骨融合（图7-3D）。

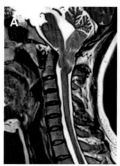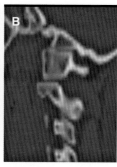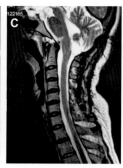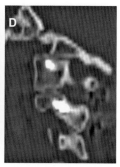

图7-3 A：MRI小脑扁桃体下疝及脑干下疝入枕骨大孔以下。B：CT寰枢关节错位。C、D：复诊，MRI脑干恢复正常，CT关节对位整齐，节间形成骨融合

病例4 患者，男性，42岁，右肩及胸痛5年，吞咽呛咳伴呼吸困难半年入院。

查体：咽反射减退，短颈，颈椎活动受限。

辅助检查：MRI显示小脑扁桃体下疝，齿状突向后方压迫延髓，颈胸髓空洞形成（图7-4A）；三维CT示寰椎后弓与枕骨融合，寰枢椎脱位，枕颈角变小（图7-4B）。

入院诊断：①寰枕融合；②寰枢椎脱位；③小脑扁桃体下疝；④脊髓空洞。

手术方案：枕骨大孔减压＋寰枢关节间融合器植入＋枕颈固定。

随访：术后4个月复查，患者呛咳和呼吸困难消失，右肩、胸

疼痛好转。CT显示关节间融合位置正常，骨质开始融合（图7-4C、图7-4D），齿状突复位较满意，枕颈角保持正常（图7-4E）。MRI见脑干压迫解除，枕骨大孔区脑脊液循环恢复，脊髓空洞明显缩小（图7-4F）。

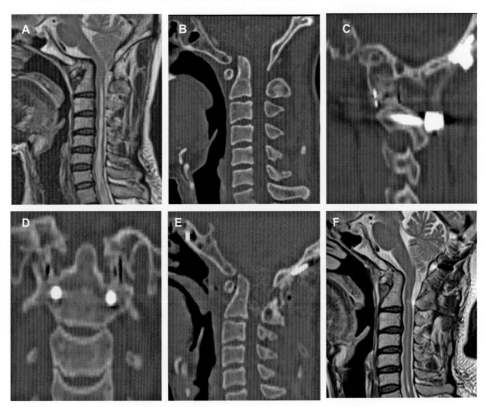

图7-4　A：MRI小脑扁桃体下疝，颈胸髓空洞。B：CT寰枕融合，寰枢椎脱位。C、D、E：复诊，CT骨质融合，关节间融合位置正常，齿状突复位。F：MRI脑干压迫解除，脊髓空洞缩小

7.6　围手术期注意事项

7.6.1　Chiari畸形术前判断寰枢椎是否稳定

Chiari畸形容易合并寰枢椎不稳定，或者说寰枢椎不稳是Chiari畸形的病因之一，如果术前没有发现寰枢椎不稳，而单纯行枕骨大孔

及环椎后弓减压，容易导致寰枢椎不稳的进一步加重，从而使患者病情加重甚至术后突然死亡。因此，所有Chiari畸形患者术前必须明确是否有寰枢椎不稳的存在。检查的方法包括常规的颈椎三维CT、动力位X片，必要时行动力位CT检查，术者需要仔细调阅CT矢状位、轴位和冠状位的图像，避免遗漏部分旋转脱位的诊断。

7.6.2　术中注意事项

（1）在摆放体位时，特别要注意防止颈椎屈曲或下颌内收，否则术后可能导致呼吸道梗阻而窒息。

（2）由于寰枢椎不稳定患者常伴有颅颈交界区骨质发育异常、椎动脉高跨和椎动脉行走异常，部分患者椎动脉直接沿C1-C2关节后方向内侧行走，然后从C1侧块内侧进入枕骨大孔区硬膜，在C1-C2关节附近操作或者离断C2神经根时可能损伤椎动脉，因此，寰枢椎不稳患者手术前必须常规行椎动脉CTA检查。如果椎动脉位置异常，需在分离过程中避免损伤椎动脉。如果椎动脉高跨，可能无法植入椎弓根螺钉，需要选择C2关节突植钉，或向下延长固定节段。

（3）分离暴露C1-C2关节时，要保护好静脉，如果静脉出血，可能较为凶猛。此时找准静脉破口，有可能通过双极电凝止血；如果难以找到破口，在明胶海绵压迫下亦有可能完成手术。

（4）将铰刀插入C1-C2关节时，要注意关节面的方向，否者可能插入骨质，导致关节高度撑开不足，且亦有可能术后出现塌陷。当插入铰刀不顺利，或操作过程中发现有较多出血及骨质被铰出，需及时进行透视确认方向是否准确。

（5）关节间撑开器植入后，需透视确认高度及深度是否合适；同样的，关节间融合器植入后也需透视确认位置良好。

（6）如果没有条件或者无法植入关节间融合器，在钛棒撑开复位后，一定要去除枕骨和C2棘突的皮质骨，然后以大量髂骨松质骨植骨，否则会因为没有形成有效的骨质融合，导致钉棒松动或断裂，寰枢关节脱位复发。

（7）如果没有能够植入关节间融合器，且术中钉棒撑开复位较多的话，术后需要辅以较为坚强的外固定，防止再次脱位。

7.7 小结

Chiari畸形可能合并颅颈交界区不稳，所有患者术前均应完善动力位X片及三维CT，以明确是否存在不稳。Chiari畸形合并颅颈交界区不稳需手术治疗，治疗原则是恢复颅颈交界区的稳定性，据情况行枕骨大孔减压或小脑扁桃体切除。若患者有枢椎矢状位脱位，建议有条件尽量采用关节间融合术。

参考文献

1. Dlouhy B J,Dawson J D,Menezes A H. Intradural pathology and pathophysiology associated with Chiari I malformation in children and adults with and without syringomyelia. J Neurosurg Pediatr,2017,20(6):526-541.
2. Shah A H,Dhar A,Elsanafiry M S M,et al. Chiari malformation:has the dilemma ended？ J Craniovertebr Junction Spine,2017,8(4):297-304.
3. Goel A. Treatment of basilar invagination by atlantoaxial joint distraction and direct lateral mass fixation. J Neurosurg Spine. 2004,1(3):281-286.
4. Goel A. Goel's classification of atlantoaxial "facetal" dislocation. J Craniovertebr Junction Spine,2014,5(1):3-8.
5. Ahmed R,Traynelis V C,Menezes A H. Fusions at the craniovertebral junction. Childs Nerv Syst,2008,24(10):1209-1224.
6. Yin Y H,Yu X G. Atlantoaxial facet dislocation and Chiari malformation. J Neurosurg Spine,2015,23(3):390-391.
7. Rahman A. Does atlantoaxial dislocation really cause Chiari？ J Neurosurg Spine,2015 ,23(3): 393.

（周迎春，汪　磊，赵洪洋　华中科技大学同济医学院附属协和医院）

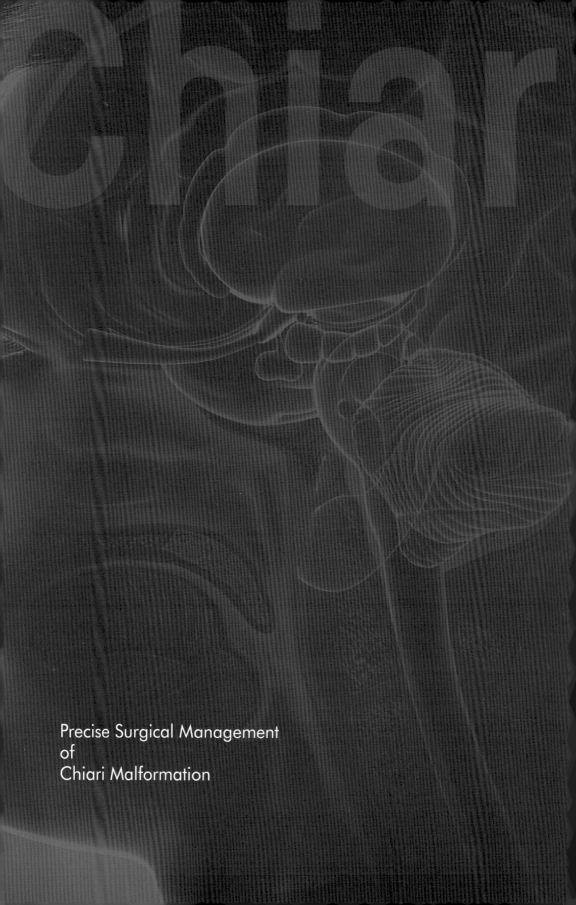

Precise Surgical Management
of
Chiari Malformation

8

Chiari畸形的
翻修手术治疗

8.1 Chiari畸形翻修病例概述

Chiari畸形是神经外科脊髓脊柱亚专业常见的疾病之一，也是颅颈交界区最常发生的病理改变。自从其在1891年第一次被Hans Chiari描述以来，该疾病的研究已经历经了一百余年的时间。对于Chiari畸形的病因，大部分学者达成了共识，但对于该疾病的治疗目前仍存在争议，手术方式多样，尚无统一的标准。按照经典的分型，Chiari畸形I型发病率最高。有不少经历过手术治疗的Chiari畸形病例，临床症状无缓解，甚至加重。患者再次就医时，已经饱受疾病带来的痛苦，严重影响生活质量，造成了家庭及社会的经济负担。且此类需要翻修的手术病例，常伴医源性的骨质缺损，局部瘢痕粘连形成，颅颈交界区的稳定性受到影响，神经功能障碍已然存在较长时间，治疗难度较初次手术大大增加。颅颈交界区畸形是枕骨、寰椎、枢椎及相关软组织和神经的异常病理改变，其发病原因既有先天性因素，又有后天病理生理及生物力学变化，各种畸形常同时共存，导致解剖变异复杂，临床症状多样，给疾病的诊断和治疗带来困难。本章将针对Chiari畸形翻修手术病例的临床特点和治疗要点进行阐述。

8.2 Chiari畸形翻修病例的临床特点

Chiari畸形病例多为慢性进展性病程，平均发病年龄41岁（12～73岁），女性稍多（男：女=1：1.3）。30%～76%的Chiari畸形患者合并脊髓空洞。与Chiari畸形明确相关症状的持续时间平均为3.1年（1个月～20年），如果包括头痛等不典型症状，则为7.3年。

Chiari畸形的临床表现根据主要症状及体征大体可分为四类。

① 颅后窝狭窄症状：枕后疼痛、构音障碍、吞咽困难、眩晕、

肩背痛、上肢疼痛。

② 脊髓中央管受损症状：分离型感觉障碍、肢体活动障碍、肌肉萎缩、肌张力障碍、腱反射亢进、植物神经功能紊乱。

③ 小脑受损症状：共济失调、眼球震颤、行走不稳、精细活动障碍、运动性震颤。

④ 脑干功能障碍症状：以呼吸循环功能紊乱为主。

对于Chiari畸形翻修病例，初次手术后的症状和体征变化需要临床医师格外关注。以下这些临床特点对于翻修手术策略的制定往往有提示作用。

（1）**颅内压增高** Chiari畸形患者最常见的临床症状为枕后疼痛，行初次减压手术后，该症状往往得以有效缓解。部分病例术后短期内仍有疼痛，同术前相比无明显改善，甚至加重，提示减压不彻底，颅后窝空间仍狭小。如术后短期内疼痛缓解，数月或数年后再次出现头痛，同时存在恶心、呕吐等高颅压症状，提示蛛网膜粘连可能，局部脑脊液循环障碍，需注意是否合并脑积水。完善头颅CT和腰椎穿刺测定颅压有助于鉴别诊断。

（2）**发热** Chiari畸形患者术后发热为常见并发症，多为打开蛛网膜行减压手术后无菌性脑膜炎刺激引起。及时行腰椎穿刺或腰大池置管引流，体温多可恢复正常。

如处理不及时，术后可能出现长期发热，体温高于38.5℃，下午及夜间明显。发热引起患者精神状态差，进而影响进食和睡眠，如存在心肺系统基础病、糖尿病、刀口愈合不良等情况，可能导致细菌性脑膜炎，出现高热、头痛、颈项强直、脑膜刺激征表现。完善血常规和腰椎穿刺化验脑脊液检查可协助诊断。

（3）**脑脊液漏和皮下积液** Chiari畸形手术要点和难点之一就是硬膜的缝合。无论是直接原位缝合，还是应用人工材料或自体筋膜进行硬膜扩大修补，术者一定要保证硬膜缝合得严密，以及枕后肌层逐层对合良好。

Chiari畸形患者术后出现脑脊液漏和皮下积液，可表现为手术区域的胀痛，持续存在，体位变化可引起症状改变。手术区域皮肤可见局部隆起，触诊有波动感和压痛。部分病例因刀口愈合不良，皮下积液与外界相通，可造成持续渗液、发热、中枢系统感染和菌血症。皮下积液量较大时会造成局部脑脊液循环不通畅，造成脊髓空洞加重、粘连，甚至有脑积水可能。完善术区超声和核磁共振检查可明确诊断和判断脑脊液漏口位置。

（4）**脊髓空洞**　Chiari畸形常合并脊髓空洞，初次手术有效的减压，可扩大颅后窝容积，恢复脑脊液循环，脊髓空洞症状同样会减轻。部分病例术后出现感觉障碍加重，典型的为节段性分离型感觉障碍，即双侧对称性分布的痛温觉障碍，震动觉和位置觉尚存。随着空洞进展，还会出现上肢精细活动障碍，肌肉萎缩及营养障碍，提示初次手术减压不彻底或术后蛛网膜粘连，导致脊髓空洞进一步发展。完善颈椎、胸椎核磁共振和脑脊液电影检查，可判断脊髓空洞范围、程度及局部脑脊液循环情况。

（5）**小脑下垂**　初次手术采取大范围的骨性减压，短期内可有效解决颅后窝空间狭窄问题。但过大的减压窗会造成小脑下垂，引起小脑功能障碍，出现头晕、共济失调、行走不稳等症状。完善颅颈交界区核磁共振和三维CT检查，可判断小脑下垂的程度和骨性减压窗的大小。

（6）**心理问题**　Chiari畸形患者的病程往往为慢性进展，逐渐加重，很多患者并未得到及时有效的诊治。经历过初次甚至多次手术的患者，饱受疾病折磨，心理压力大。部分患者存在明显的抑郁情绪，对于翻修手术的效果也充满疑惑。针对此类病例，完善心理评估并给予充分的解释、鼓励，必要时可给予心理指导和治疗。

8.3　Chiari畸形翻修的手术适应证

（1）经历过初次手术，临床症状和体征不缓解或加重；

（2）影像学检查提示：

① 皮下大量积液，脑脊液漏，脑积水；

② 枕骨缺损范围过大，小脑下垂；

③ 合并颅底凹陷，寰枢椎脱位等颅颈交界区失稳表现；

④ 仍存在小脑扁桃体下疝，颅后窝空间狭窄，局部脑脊液循环障碍；

⑤ 脊髓空洞范围和程度较初次手术前无好转或加重。

8.4 Chiari畸形翻修的手术要点

对于Chiari畸形患者手术治疗方式的选择仍然存在差异，盲目的无针对性的手术减压并不能缓解症状，反而可能会增加术后并发症，造成灾难性后果。根据患者不同病理生理和临床表现特点选择不同的手术方式，对提高患者预后、降低复发率有很大作用。总体上看，Chiari畸形减压手术失败的原因主要有四点：

① 减压不充分，导致颅后窝空间仍狭小或脑脊液循环未打通；

② 枕骨减压窗过大，造成小脑下垂；

③ 手术后蛛网膜粘连，形成新的压迫和脑脊液循环障碍；

④ 初次手术未处理颅颈交界区不稳定因素，如寰枢椎脱位、颅底凹陷等。

故翻修手术方式的选择要根据初次手术失败的原因和本次术前评估的结果共同决定。

（1）体位 翻修手术体位多采取俯卧位，可有助于辨认中线结构。应用头架固定头位，上头架时注意屈颈收下颌动作，可最大限度打开颅后窝空间。如存在颅颈交界区不稳定，翻身过程中需佩戴颈托，并请麻醉医师关注患者生命征变化。手术结束后，翻身过程同样需佩戴颈托。

（2）分离 手术切口一般采取原切口，如原切口不位于正中，也无需另做切口，只需根据本次手术的需要，缩短或延长原切口即可。

翻修病例皮下组织弹性差，多有瘢痕形成，深部结构层次可能混乱，术者辨认不清中线结构，需小心谨慎分离。特别是接近骨性缺损时，一不小心可能直接切透硬膜，损伤其下粘连的组织和血管。故分离至深层结构时，需沿正常的骨性标志解剖分离。应用单极电凝操作时，可调小功率。

（3）**松解** Chiari畸形翻修病例硬膜外可能存在粘连，尤其是初次手术应用了生物胶等人工材料的病例，需把产生压迫效应的瘢痕组织和生物胶仔细锐性分离，解除压迫。

松解硬膜下粘连时，需仔细辨认和保护好延髓闰部、双侧小脑后下动脉及其分支，一旦损伤，术后很有可能出现严重的呼吸功能障碍。粘连紧密时，不强行分离。松解粘连后，还可以采用不可吸收的人工硬脊膜，隔离蛛网膜和枕后肌肉，防止术后再粘连。

（4）**颅骨修补** 如枕骨减压窗过大，小脑下垂，应行颅骨修补。将下垂的小脑扁桃体托起，剪裁合适大小的钛网，固定于原有枕骨上，钛网的下缘位于枕骨大孔连线之上。

（5）**维持稳定性** 当存在颅底凹陷、寰枢椎脱位等不稳定因素时，减压手术的同时需行复位，行固定融合手术，维持脊柱稳定性。初次手术骨性缺损可能会给固定手术带来一定困难。术前制作3D打印模型可有助于模拟手术方式。

（6）**缝合** 翻修病例硬膜需严密缝合，避免产生脑脊液漏。可采用自体筋膜或不可吸收的人工硬膜进行修补硬膜。如术前存在脑脊液漏和皮下积液，缝合肌层前应仔细冲洗，去除脑脊液浸泡形成的假膜。皮下积液量大时，肌肉组织菲薄，必要时可在残腔填补脂肪组织。缝合皮肤时，可采取褥式缝合，便于二次刀口对合。

8.5 典型病例

病例1 男性，20岁。主因"寰枕畸形减压术后6年，肢体无力加重1年"入院。

（1）临床特点

现病史：患者6年前因枕后疼痛、行走不稳、下肢麻木感，就诊于当地医院，行核磁共振检查发现"小脑扁桃体下疝、脊髓空洞"（图8-1A），后于2010-11-7在外院行"寰枕畸形减压术"。术后症状较前有所好转。此后定期复查。3年前感左侧肢体乏力，左手精细活动受限，就诊于当地医院，未特殊处理。1年前感双下肢无力，双臂上举困难，于当地医院康复治疗效果不佳。为进一步治疗，来我院就诊。

体格检查：生命征平稳，枕后可见15cm手术瘢痕。颈椎活动度可。颈软无抵抗。左手掌间肌肉萎缩，呈爪形畸形。双上肢肌力3级，下肢4级。双上肢及左下肢浅感觉减弱，震动觉、位置觉尚可。双侧跟腱反射、膝腱反射亢进。病理征阴性。闭目难立征阳性。JOA评分：8分。

（2）辅助检查　颈椎三维CT（图8-1C）：寰枕畸形减压术后状态，枕骨部分缺损，C1后弓缺如，C2双侧部分椎板棘突缺如。

颈椎核磁共振+脑脊液电影（图8-1B）：小脑扁桃体下缘低于枕骨大孔连线，颈段椎管增宽，扫描区域脊髓全程可见空洞信号。脑脊液电影提示第四脑室出口、枕骨大孔后方脑脊液流动减弱（B+C型）。

（3）临床决策　患者初次手术采取了蛛网膜下减压，切除部分小脑扁桃体。缝合硬膜后，采用胶原蛋白海绵铺于硬膜外。术后间隔3年出现症状反复。1年前症状明显加重。复查考虑脊髓空洞较前明显加重。初次手术效果不佳原因考虑为蛛网膜粘连再次形成，局部脑脊液循环障碍。

目前临床症状主要为脊髓中央管受损症状，严重影响日常生活。影像学评估考虑枕骨减压窗大小适中，无小脑下垂表现。脊髓空洞张力大，枕骨大孔后方、第四脑室出口粘连形成，脑脊液流动障碍。故翻修策略拟行原位松解，探查第四脑室出口。

（4）手术要点　手术采取俯卧位，取枕下后正中原切口上半部分，显露到C1—C2间隙水平足矣。可见皮下组织瘢痕形成，中线结构不清。仔细显露至骨性缺损处，可见硬膜外黄色瘢痕组织形成，考虑为原手术放置的胶原蛋白海绵。显微镜下予以清除。剪开硬膜，可见蛛网膜似增粗，小脑扁桃体下缘位于C1后弓水平，表面覆盖一层白色假膜（图8-1D）。清除松解粘连，烧灼小脑扁桃体使其回缩。探查打通第四脑室出口，见脑脊液流出，脊髓恢复搏动。不可吸收悬吊于硬膜下防止再粘连。自体筋膜扩大修补硬膜。硬膜外置引流管一根，逐层缝合。

（5）术后情况　术后第一天放置腰大池引流，7天拔除，术后住院时间9天。自诉双上肢麻木感有所减轻，下肢力量有增强。出院后佩戴颈托3周。术后3个月、1年和2年复查，核磁共振提示脊髓空洞明显减小。随访JOA评分：13分。

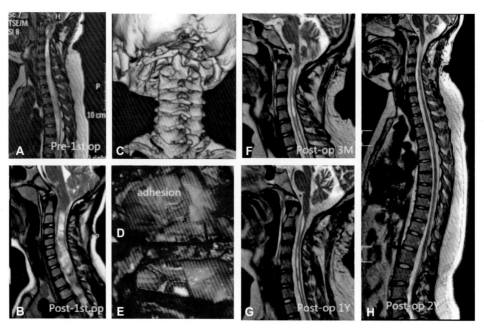

图8-1　A：第一次手术前核磁共振，提示小脑扁桃体下疝、颈胸段脊髓空洞。B：术后6年，即本次入院前核磁共振，提示空洞张力较前明显增加。C：三维CT可见枕骨减压范围约2.5cm×2cm，寰椎后弓、C2棘突部分椎板缺如。D：小脑扁桃体表面、第四脑室出口处可见白色假膜形成。E：松解粘连后，打通第四脑室出口。F，G，H：术后3个月、1年、2年复查，脊髓空洞明显缩小，脑脊液循环通畅

病例2 女性，48岁。主因"寰枕畸形减压术后8年，头晕，行走不稳，肢体麻木1年"入院。

（1）临床特点

现病史：患者8年前因右上肢麻木就诊于当地医院，行核磁检查发现"小脑扁桃体下疝、脊髓空洞"，后于2011-3在外院行"寰枕畸形减压术"。术后症状稍有好转。2个月前感间断头晕，伴恶心，平卧位时头晕缓解，行走不稳，双上肢麻木感。为进一步治疗，来我院就诊。

体格检查：生命征平稳，精神弱，枕后可见10cm手术瘢痕。颈椎活动度可。转颈耸肩双侧力弱。四肢肌力、肌张力正常。行走不稳。双上肢、左颈部、腰背部浅感觉减弱。四肢位置觉、震动觉欠准确。双侧跟腱反射、膝腱反射亢进。病理征阴性。左侧鼻指鼻实验、双侧跟膝胫实验欠稳准。闭目难立征阳性。JOA评分：13分。

（2）辅助检查 颈椎三维CT（图8-2A）：寰枕畸形减压术后状态，枕骨缺损，寰枕融合，C1后弓缺如。

颈椎核磁共振＋脑脊液电影（图8-2B）：小脑下垂，颈段椎管增宽，扫描区域脊髓全程可见脊髓空洞信号。脑脊液电影提示枕骨大孔后方脑脊液流动减弱（C型）。

（3）临床决策 患者初次手术采取了骨性减压，应用人工硬膜减张扩大缝合硬膜。术后患者空洞无明显缩小。术后间隔8年出现症状反复。主要表现为头晕、行走不稳、肢体感觉异常。初次手术效果不佳原因考虑为骨性减压窗过大，小脑下垂引起新的临床症状。

目前临床症状主要为共济失调和脊髓中央管受损症状，严重影响日常生活。影像学评估考虑枕骨减压窗过大，小脑通过骨缺损下垂。脊髓空洞张力大，枕骨大孔后方脑脊液流动障碍。故翻修策略拟行蛛网膜下减压，探查松解粘连，颅骨修补。

（4）手术要点 手术采取俯卧位，取枕下后正中原切口，显露至骨缺损外缘。硬膜外见瘢痕组织形成，予以清除。剪开硬膜，其下脑组织与硬膜粘连紧密。显微镜下松解粘连。部分与小脑后下动脉粘连紧密，未强行松解，探查打通第四脑室出口，见脑脊液流出，脊髓恢复搏动。不可吸收悬吊于硬膜下防止再粘连。塑性颅骨修补钛网，六枚小钛钉将其固定于枕骨上。硬膜外置引流管一根，逐层缝合。

（5）术后情况　术后第一天放置腰大池引流，8天拔除，术后住院时间10天。自诉麻木感有所减轻。出院后佩戴颈托3周。术后3个月复查，核磁共振提示脊髓空洞有所减小。随访JOA评分：14分。

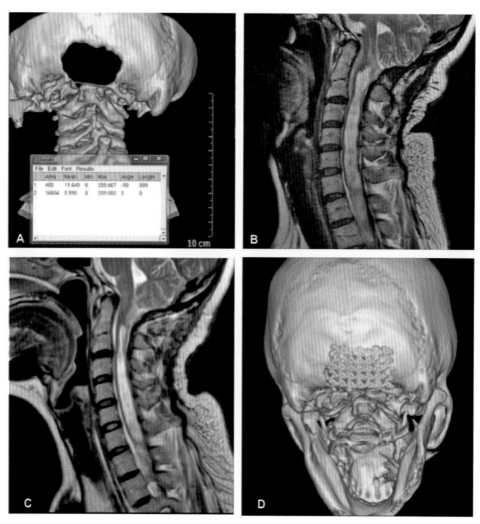

图8-2　A：三维CT可见枕骨减压范围约5cm×4cm，环枕融合，C2-C3部分融合，寰椎后弓缺如。B：第一次术后8年，即本次入院前核磁共振，提示长节段脊髓空洞、小脑下垂。C：术后3个月随访，脊髓空洞张力有所下降，小脑下垂部分被钛网托起。D：术后3个月随访，颅骨修补钛网固定在位

病例3　女性，52岁。主因"寰枕畸形减压术后3个月，间断发热，头痛1个月"入院。

（1）临床特点

现病史：患者3个月前因颈背部疼痛、双手麻木感，就诊于当地医院，行核磁检查发现"小脑扁桃体下疝、脊髓空洞"，后于2020-1在外院行"寰枕畸形减压术"。术后仍有疼痛，伴行走不稳。术后间断低热，2周前出现间断高热，同时出现头痛、反应迟钝。为进一步治疗，来我院就诊。

体格检查：生命征平稳，神清，精神弱，记忆力，理解力减退，言语缓慢。枕后可见15cm手术瘢痕。双侧瞳孔等大等圆，光反射可。颈椎活动度可。四肢肌力、肌张力正常。行走不稳。双上肢浅感觉减弱。双侧跟腱反射、膝腱反射亢进。病理征阴性。闭目难立征阳性。JOA评分：14分。

（2）辅助检查

头颅CT（图8-3A）：侧脑室、第三脑室、第四脑室扩大，提示脑积水。

颈椎核磁共振+脑脊液电影（图8-3C）：小脑扁桃体下垂，颈段脊髓空洞，枕后至C5水平大量积液。脑脊液电影提示枕骨大孔后方中脑导水管脑脊液流动减弱（B+C型）。

（3）临床决策　患者初次手术采取了骨性减压和蛛网膜下减压。术后存在脑脊液漏，未行腰大池置管引流。出院后间断发热，后演变成高热，头痛，恶心，反应迟钝。初次手术效果不佳原因考虑为脑脊液漏，皮下积液，中枢系统感染，局部再次形成粘连。目前临床症状主要为中枢系统感染、脑积水症状，属于限期手术，处理不及时可能出现生命危险。影像学评估考虑硬膜缝合不严密，存在漏口，术后感染导致颅压持续增高，脑脊液流入皮下导致积液。故翻修策略拟行蛛网膜下减压松解粘连，打通脑积液循环通路，修补硬膜漏口。

（4）手术要点　手术采取俯卧位，取枕下后正中原切口上半部分，切开皮下组织后，即可见大量黄色清亮脑脊液涌出，肌肉表面形成假膜，予以去除。硬膜缝合处可见一直径0.5cm漏口，剪开硬膜后，可见小脑扁桃体表面和第四脑室表面假膜形成，予以小心松解，打通延髓闩部。生理盐水反复冲洗蛛网膜下腔，应用自体筋膜缝合修补硬膜。碘伏、双氧水冲洗积液形成残腔，在C2棘突上打孔，将两侧肌层严密贴合于棘突上。枕后肌群严密缝合。

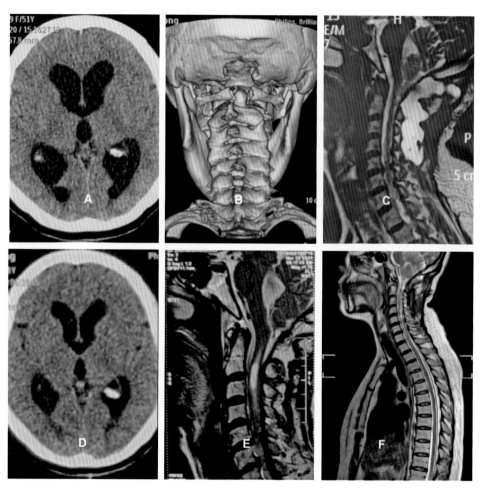

图8-3　A：入院查CT提示脑室明显扩张，脑积水。B：枕骨减压范围2.5cm×2cm，寰椎后弓缺如。C：术后3个月核磁提示脑脊液漏，皮下积液，脊髓空洞，小脑扁桃体低位，第四脑室扩张。D：术后3个月CT提示脑室较前有所缩小。E，F：术后3个月、1年复查，核磁提示脊髓空洞逐渐缩小，皮下积液较前明显缩小

（5）术后情况　术后第一天放置腰大池引流，同时给予脱水、抗炎治疗，10天拔除。体温逐渐回落正常，头痛明显缓解，言语较前流利。术后3个月、1年复查，核磁共振提示脊髓空洞有所减小，CT提示脑室较前缩小。随访JOA评分：15分。

病例4　女性，16岁。主因"寰枕畸形减压术后4个月，右上肢乏力，感觉障碍"入院。

（1）临床特点

现病史：患者4个月前因右上肢痛温觉障碍，精细活动受限，就诊于当地医院，行核磁检查发现"小脑扁桃体下疝、脊髓空洞"，后于2016-3在外院行"寰枕畸形减压术"。术后曾持续2周发热，间断行腰椎穿刺后好转。出院后临床症状无改善，且右手逐渐出现萎缩、畸形。为进一步治疗，来我院就诊。

体格检查：生命征平稳，神清，情绪低落，抑郁表现。枕后可见10cm手术瘢痕。双侧瞳孔等大等圆，光反射可。颈椎活动度可。右手掌间肌肉萎缩，肌力3级。右上肢近端肌力4级。右上肢痛温觉减弱。病理征阴性。闭目难立征阴性。JOA评分：15分。

（2）辅助检查

颈椎核磁共振+脑脊液电影（图8-4A）：颈胸段全长脊髓空洞，张力高，颅颈交界区蛛网膜下腔间隙消失。脑脊液电影提示枕骨大孔后方脑脊液信号消失，完全梗阻（C型）。

（3）临床决策　患者初次手术采取了骨性减压和蛛网膜下减压。术后出现高热、头痛，间断行腰椎穿刺，培养发现细菌，并给予敏感抗生素抗炎治疗。2周后体温趋于正常。出院后临床症状无缓解，反而逐渐加重。初次手术效果不佳原因考虑为细菌性脑脊膜炎引起的广泛蛛网膜粘连。

目前临床症状主要为脊髓中央管受损，存在高热、中枢系统感染病史。影像学检查提示全脊髓节段空洞，张力较高。原术区枕骨大孔后缘粘连严重，脑脊液信号消失，原位手术风险高，可能难以松解。患者为青少年，自卑情绪明显，家属承担风险能力差。故翻修策略拟行脊髓空洞胸腔分流手术，减轻空洞张力，缓解症状。

（4）**手术要点** 手术采取左侧卧位，于T2-T3棘突间隙打开蛛网膜，自后正中沟切开，置入T形分流管于空洞腔内，缝合硬膜，固定引流管。再自右侧腋后线T9-T10肋间水平另做一小切口，打通皮下隧道，将分流管置入胸膜腔。逐层缝合两处切口。硬膜胸膜腔负压，持续引流。

（5）**术后情况** 术后注意复查胸部CT，加强雾化吸入，观察呼吸情况。患者术后即可自觉右手活动较前灵活。术后3个月复查，核磁共振示脊髓空洞减小。随访JOA评分：16分。

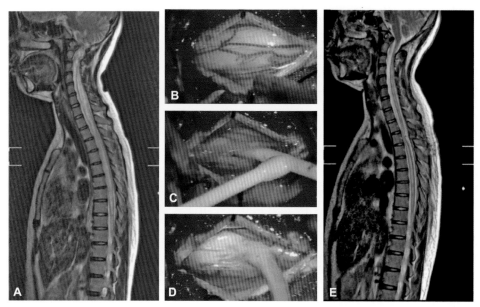

图8-4 A：第一次减压术后3个月，提示颈胸段全长脊髓空洞，延髓后方蛛网膜下腔消失，提示局部粘连。B，C，D：两侧悬吊，显露脊髓后，自空洞张力最高处切开，将T型分流管置入脊髓空洞腔内。E：术后3个月复查，提示脊髓空洞明显缩小

病例5 男性，36岁。主因"寰枕畸形减压术后2年，肢体感觉异常，饮水呛咳1年"入院。

（1）临床特点

现病史：患者2年前因右上肢疼痛，痛温觉障碍，就诊于当地医院，行核磁检查发现"小脑扁桃体下疝、脊髓空洞"（图8-5B），后于2017-5在外院行"寰枕畸形减压术"。术后症状有所缓解。1年前出现右上肢麻木感加重，疼痛再次出现，同时感饮水呛咳。为进一步治疗，来我院就诊。

体格检查：生命征平稳，神清，可语，声音稍嘶哑。枕后可见10cm手术瘢痕。双侧瞳孔等大等圆，光反射可。颈椎活动度可。右上肢痛温觉减弱，肌力4级。病理征阴性。双侧膝腱反射、跟腱反射亢进，闭目难立征阳性。JOA评分：14分。

（2）辅助检查

颈椎三维CT：枕骨及寰椎后弓缺如，齿状突高位，环齿间隙增大。颈椎曲度僵直。

颈椎核磁+脑脊液电影：术后2年核磁共振提示空洞较术前增加，小脑扁桃体呈楔形下移（图8-5A）。脑脊液电影提示中脑导水管、第四脑室出口、桥前池脑脊液流动减弱。局部皮下见不均匀低密度。

（3）临床决策　患者初次手术采用了骨性减压、硬膜减张，未处理小脑扁桃体。第一次术前核磁共振已经提示存在齿状突高位，符合颅底凹陷诊断。初次手术未予处理，行骨性减压进一步加重了颅颈交界区不稳定。术后出现饮水呛咳。初次手术效果不佳原因考虑为蛛网膜下减压不彻底，未处理齿状突，加重了不稳定因素。

目前症状主要为脊髓空洞和颅底凹陷，颅颈交界区失稳引起。影像学检查提示小脑扁桃体明显下移，卡压。齿状突向后方压迫延髓。故拟行蛛网膜下减压、齿状突复位、寰枢椎固定融合术。

（4）手术要点　手术采取俯卧位，取枕下后正中原切口长入路，依次切开皮下、腱膜，分离两侧肌肉，见左侧寰椎后弓、左侧枕大孔后缘缺如，骨窗大小约2.5cm×5.0cm，剪开硬膜，见小脑扁桃体下疝，下缘在C2上缘，右侧扁桃体较圆钝，电灼使之回缩，并行软膜下切除，探查第四脑室闩部，松解粘连，见脑脊液流出通畅，人工硬膜修补，后在C1两侧置侧块螺钉各1枚，C2两侧置椎弓根螺钉各1

枚，塑形两侧连接杆，并固定于螺钉上，两侧颗粒植骨，缝合肌肉、筋膜及皮肤。

（5）术后情况　术后第一天行腰大池置管引流，7天拔管，8天出院。术后患者恢复良好，右上肢疼痛及右手麻木较术前好转。术后3个月、1年随访，复查核磁共振示脊髓空洞减小（图8-5G、H）。随访JOA评分：15分。

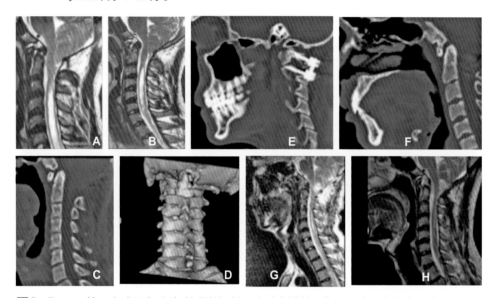

图8-5　A：第一次减压术后2年核磁共振提示小脑扁桃体呈楔形下移，脊髓空洞进展。B：第一次术前核磁共振提示小脑扁桃体下疝、脊髓空洞。C，D：第一次术后CT提示齿状突高位，明显高于寰椎前弓，压迫延髓。E，F：本次术后CT提示C1-C2螺钉位置良好，齿状突下移。G，H：术后3个月、1年随访，脊髓空洞较术前明显缩小

8.6　Chiari畸形翻修病例的围手术期注意事项

8.6.1　术前评估

Chiari畸形翻修病例的手术，需要周密的术前检查和评估。了解第一次手术的方法和过程，应用了何种人工材料，并详细询问术后临

床症状和体征的变化，比如有无发热、术后是否行腰椎穿刺等。本次手术术前病史的采集，要重视第一次术后症状体征的变化。

辅助检查需要完善颅颈交界区核磁共振，有条件的单位进一步完善脑脊液电影检查。如脊髓空洞范围长，核磁共振应行全脊髓检查。颅颈交界区三维CT检查可以判断初次手术骨性减压的范围，以及是否合并颅底凹陷、寰枢椎脱位等骨性畸形。动力位X线或CT检查可以判断颅颈交界区的稳定性。部分复杂病例还可完善CTA检查，明确椎动脉和小脑后下动脉走行。术前存在脑脊液漏、颅高压、脑积水的患者，可行腰椎穿刺，明确颅内压力和脑脊液性状。

8.6.2 术后处理

术后需关注患者生命体征和意识状态，如翻修手术术中打开蛛网膜或术前存在脑脊液漏、皮下积液。术后第一天建议常规放置腰大池引流，促进脑脊液代谢和刀口愈合。

如颅颈交界区稳定性正常，则出院乘车、活动时可佩戴颈托3周左右。

出院前及术后3个月复查颅颈交界区核磁共振和三维CT，此后根据病情变化，制定长期随访计划。

8.7 总结

寰枕畸形减压手术失败病例在临床上并不少见，主要原因是对于引起临床症状的原因未做到针对性处理。对于减压手术的具体方式也没有统一定论：是否有必要切开硬膜两层；蛛网膜是否应该打开松解；小脑扁桃体如何处理；是否应该扩大硬膜修补等。对减压失败病例的临床、影像特点进行详细的评估、分析、总结有助于改进初次手术方式。采用蛛网膜下减压方式，小脑扁桃体下疝和脊髓空洞的缓解率比较高，但术后脑脊液漏和颅内感染的发生率较高；采用硬膜下减压保持蛛网膜完整的手术方法，相对简捷一些，但对有些病人的小脑下疝和脊髓空洞的缓解率较低。根据Chiari畸形颅颈交界区脑脊液动力学分型可以明确脑脊液梗阻的具体部位，然后选择针对性手术方案，既可提高手术效果，又可减少手术并发症的发生。

Chiari畸形翻修手术的关键是要做好翻修手术前的全面精准评估，根据病人临床症状和影像学证据，找到原手术失败的原因，然后采取针对性手术方案，分别或联合处理小脑下垂、手术局部蛛网膜粘连，达到疏通脑脊液循环的目的，并采取措施有效防止手术后再粘连，才能进一步提高Chiari畸形翻修手术的治疗效果，并减少和杜绝严重甚至致命手术并发症的发生。

参考文献

1. Fan T,Zhao X,Zhao H,et al. Treatment of selected syringomyelias with syringo-pleural shunt:the experience with a consecutive 26 cases. Clin Neurol Neurosurg,2015,137:50-56.
2. Zhao H J,Fan T.Surgical management of Chiari I malformation based on different cerebrospinal fluid flow patterns at the cranial-vertebral junction. Neurosurg Rev,2017 ,40(4):663-670.
3. Shang G,Fan T,Hou Z,et al. A modified microsurgical interfacet release and direct distraction technique for management of congenital atlantoaxial dislocation:technical note. Neurosurg Rev,2019 ,42(2):583-591.
4. 范涛.脊髓脊柱外科典型病例诊治解析.北京:人民卫生出版社,2018.
5. Udani V,Holly L T,Chow D,et al. Posterior fossa reconstruction using titanium plate for the treatment of cerebellar ptosis after decompression for Chiari malformation. World Neurosurg,2014 ,81(5-6):836-841.
6. McGirt M J,Nimjee S M,Fuchs H E,et al. Relationship of cine phase-contrast MRI to outcome after decompression for Chiari I Malformation. Neurosurgery,2006,58(7):140-146.
7. Perrini P,Anania Y,Cagnazzo F,et al. Radiological outcome after surgical treatment of syringomyelia-Chiari I complex in adults:a systematic review and meta-analysis. Neurosurg Rev,2021,44(1):177-187.
8. Tosi U,Lara-Reyna J,Chae J,et al. Persistent Syringomyelia After Posterior Fossa Decompression for Chiari Malformation. World Neurosurg,2020,136:454-461.

（王寅千，范　涛　首都医科大学三博脑科医院）

Chiari

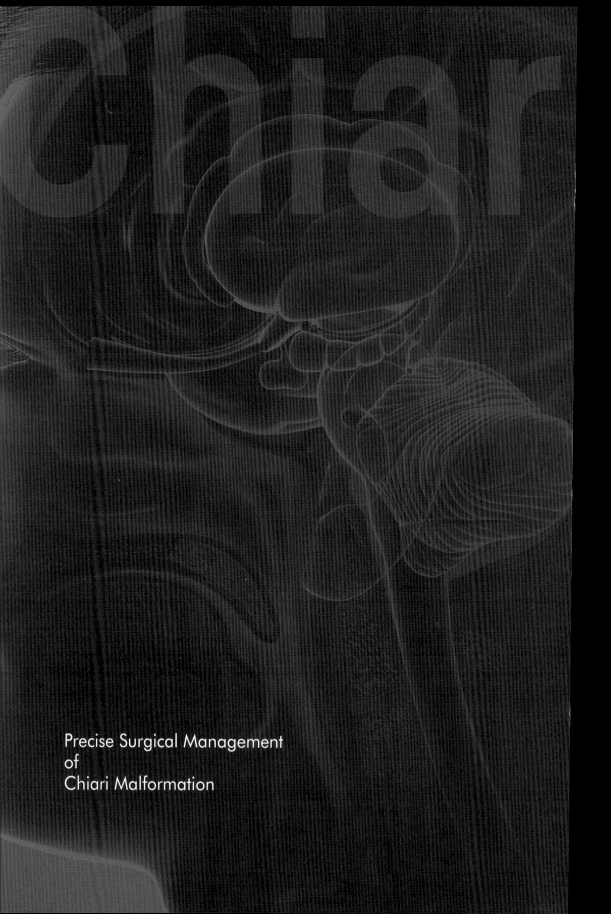

Precise Surgical Management
of
Chiari Malformation

9

Chiari畸形
术后并发症的防治

Chiari畸形减压的手术方式仍存在争议。目前临床上最常用两种减压方法，其一为扩大减张硬膜，保持蛛网膜完整；其二为彻底的蛛网膜下减压，包括处理小脑扁桃体、探查松解第四脑室出口。虽然看似只有两种，但实施起来确千差万别，因人而异。选择简单的减压方式，手术时间短，并发症少，但临床效果不一定好；选择彻底的减压方式，临床效果好，但术后并发症发生率高，有时候不当的处理可能带来灾难性后果。本章将对Chiari畸形减压手术后常见并发症的原因和防治方法进行阐述。

9.1 无菌性脑膜炎

（1）发生原因及临床表现　无菌性脑膜炎是Chiari畸形减压术后常见的并发症，术中血性脑脊液刺激、硬膜缝合不严、人工硬膜和生物胶的应用，都可能引起无菌性脑膜炎。

患者术后出现发热，头痛。发热引起患者精神状态差，进而影响进食和睡眠，如存在心肺系统基础病、糖尿病、刀口愈合不良等情况，可能导致细菌性脑膜炎，出现高热、头痛、颈项强直、脑膜刺激征表现。完善血常规和腰椎穿刺化验脑脊液检查，可协助诊断。腰椎穿刺发现单核细胞增多、蛋白升高、革兰染色和培养均为阴性，则可诊断为无菌性脑膜炎。

（2）预防措施和术后处理　蛛网膜下腔血性刺激是术后发生无菌性脑膜炎的重要原因。手术体位选择侧卧位时，血液和脑脊液可依靠重力作用流向一侧，保证术野清晰，但侧卧位对分离过程中找寻中线结构的要求较高。分离过程中沿"白线"进行，可最大限度减少出血。打开硬膜后，应注意应用棉片保护好蛛网膜下腔，仔细止血，充分冲洗。硬膜缝合应严密，减少脑脊液漏风险。在硬膜有明确漏口时，不建议应用生物胶作为封堵漏口的方法。因为生物胶流入蛛网膜下可能会造成更严重的术后粘连。

已经发生或预防无菌性脑膜炎时，可应用糖皮质激素并间断行腰椎穿刺，或术后尽早放置腰大池置管引流。治疗的目标是使脑脊液细胞数下降至正常，一旦细胞数正常，头痛、发热症状一般自然好转。当脑脊液培养发现细菌时，则考虑存在细菌性脑膜炎，此时应及时应用敏感抗生素规律治疗，同时辅助以营养支持，维持出入量平衡，纠正电解质紊乱等。

9.2 脑脊液漏和假性脑膜膨出

（1）发生原因及临床表现　颅后窝手术的要点之一是硬膜的缝合处理。颅颈交界区硬膜张力较高，弹性差。当硬膜切缘渗血或枕窦出血时，过度应用双击电凝止血后，硬膜往往难以对合。当蛛网膜下减压完成后，无论是直接原位缝合硬膜，还是应用人工材料或自体筋膜进行硬膜扩大修补，一旦缝合不严密，硬膜存在漏口时，术后即可发生脑脊液漏，形成异常的脑脊液聚集，即假性脑膜膨出。当行硬膜扩大减压保留蛛网膜时，原则上脑脊液并未流出，但因部分病例蛛网膜菲薄，脑脊液可从蛛网膜向外渗出，术后出现颅压增高时，比如呕吐、哭闹、剧烈咳嗽，脑脊液可能冲破蛛网膜，形成脑脊液漏。当枕后肌层和筋膜缝合不严时，脑脊液可持续流出，引起皮下积液，甚至刀口渗液（图9-1）。

Chiari畸形患者术后出现脑脊液漏和假性脑膜膨出，可表现为手术区域的胀痛，持续存在，体位变化可引起症状改变。手术区域皮肤可见局部隆起，触诊有波动感和压痛。部分病例因刀口愈合不良，皮下积液与外界相通，可造成持续渗液、发热、中枢系统感染和菌血症。皮下积液量较大时会造成局部脑脊液循环不通畅，脊髓空洞加重、粘连，甚至有脑积水可能。完善术区超声和核磁共振检查可明确诊断和判断脑脊液漏口位置。

（2）预防措施和术后处理　行蛛网膜下减压后，可应用自体筋膜或人工硬膜修补缝合硬膜，缝合时可应用可吸收线连续缝合。硬膜外可应用猪原纤维蛋白黏合剂减少脑脊液漏。行硬膜减压保留蛛网膜时，应尽量缝合枕后肌群。术后第一天建议放置腰大池置管引流，促进脑脊液代谢和减少脑脊液漏风险。

当确定发生脑脊液漏和皮下积液时，应评估患者的病情和完善影像学检查。如存在刀口漏液，有局部感染，应积极行清创缝合，行脑脊液漏探查修补手术，同时辅以抗感染治疗和腰大池持续引流。如存在轻度脑脊液漏和皮下积液，可尝试先行腰大池置管引流和局部刀口加压包扎，促进皮下积液残腔减小和闭合。

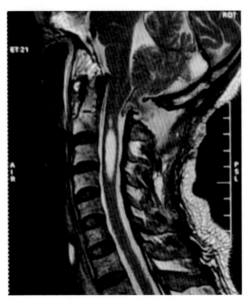

图9-1　核磁共振显示，颅颈交界区硬膜存在一漏口，内外沟通，引起皮下积液；C2-C4水平脊髓空洞信号

9.3　脑积水

（1）发生原因及临床表现　Chiari畸形减压术后发生脑积水并不罕见，文献报道发生率大致在1%～18%。发生原因可能有以下几

方面。

① 术前即存在脑脊液循环障碍，有轻度的脑室扩张表现，术后因为蛛网膜下腔的血性或无菌性脑膜炎刺激，改变脑脊液动力学，引起脑积水加重。

② 术后第四脑室出口水平粘连形成，引起脑脊液交通障碍，脑积水加重。

③ 枕骨减压窗过大，小脑下垂，导致脑脊液流出口阻塞，引起梗阻性脑积水。

Chiari畸形术后脑积水，可表现为典型的高颅压症状，即"头痛，呕吐，视乳头水肿"。患者可表现为持续头部胀痛，脑积水程度严重时，可出现生命体征、意识状态改变和脑疝风险。及时复查头颅CT可明确诊断，有条件时可完善脑脊液电影检查，评估脑脊液循环情况。

（2）预防措施和术后处理　Chiari畸形患者术前评估时，如发现脑室扩张（图9-2），提示存在脑脊液循环障碍，多为第四脑室出口梗阻。术中需注意探查，松解，打通第四脑室出口，恢复脑脊液循环。操作过程中，注意对蛛网膜下腔的保护，应用棉片，避免血液过多流入蛛网膜下腔。减压术后可反复冲洗术区，减少无菌性脑膜炎刺激。可常规行间断腰穿或腰大池置管引流，促进脑脊液循环。

脑积水症状多缓慢进展，很少出现急性梗阻性脑积水。一旦确认发生脑积水，应积极评估处理。行腰椎穿刺测定颅压和脑脊液性状，腰穿时需注意脑疝风险。一旦患者出现突发意识、瞳孔改变、脑疝征象时，紧急状况下需行脑室穿刺外引流，释放颅压。如脑室缓慢扩张，可先行腰大池置管引流，促进脑脊液循环代谢，改善治疗无菌性脑膜炎，持续评估脑室扩张情况。如效果不满意，则可针对脑积水加重的可能原因进行分析并对症处理。如考虑为梗阻因素，可尝试再次行翻修松解手术，打通局部脑脊液循环。如考虑为交通性脑积水或局部粘连重，无法松解，可在脑脊液结果正常后行脑室腹腔分流手术。

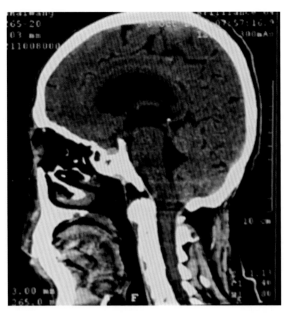

图9-2　CT显示该病例侧脑室、第三脑室、第四脑室均不同程度扩张，减压区域局部存在皮下积液

9.4 小脑下垂

（1）发生原因及临床表现　最早期的后颅窝减压手术切口长，减压范围大。切口自枕外粗隆至C4-5水平。骨性减压去除大范围的枕骨、寰椎后弓、C2-4棘突和部分椎板。随着观念的改变和技术的进步，大家都认识到，适宜的小骨窗减压可以达到扩大颅后窝容积的效果。一旦枕骨的减压范围过大，其上方的小脑半球由于重力因素会自枕骨缺损处向下移位。下垂的小脑半球会再次引起颅后窝空间狭小、脑脊液循环障碍。

临床上可以表现为小脑功能受损症状，如头晕、共济失调、眼球震颤、行走不稳、精细活动障碍等。当下垂的小脑导致颅后窝容积狭小、脑脊液循环障碍时，也可导致枕后疼痛加重，脊髓空洞症状反复。影像学检查，核磁共振矢状位可以发现小脑半球下缘超过枕骨下缘延长线，小脑后方蛛网膜下腔消失（图9-3）。三维CT重建可以明确测量骨性缺损范围。

（2）预防措施和术后处理　术中要做到充分适宜的减压，每一步手术的细节都重要。在摆体位的时候，无论侧卧位还是俯卧位，上头架时"收下颌"的动作可以充分打开颅颈交界区空间。如不注意体位，势必造成操作空间狭小，需要扩大骨性减压的范围。大部分Chiari畸形Ⅰ型的手术病例，枕骨的减压范围宽度大致在2.5～3cm，高度在1.5～2cm，寰椎后弓可以部分保留。适宜的骨性减压范围可以有效避免术后远期小脑下垂风险。

当患者术后出现新增加的小脑功能障碍、头痛、脊髓空洞症状反复，且影像学评估证实枕骨减压窗过大、小脑下垂表现时，可行颅骨修补手术，取枕下后正中原切口，显露至骨缺损外缘，塑形剪裁合适大小的颅骨修补钛网，应用钛钉将其固定于枕骨上。钛网可适当弯曲至符合颅后窝生理曲度，以便更好地托起小脑。

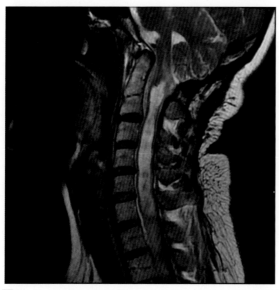

图9-3　核磁共振矢状位可以发现小脑半球下缘超过枕骨下缘延长线，小脑后方蛛网膜下腔消失

9.5 脑梗死

（1）**发生原因及临床表现** Chiari畸形减压手术中，所显露的解剖区域最常涉及的血管是小脑后下动脉。部分病例存在蛛网膜丝粘连、增厚，导致小脑后下动脉和其分支与硬膜、小脑扁桃体粘连，特别是翻修手术病例，因为存在初次手术后形成的瘢痕或生物材料的使用。在切开硬膜或松解粘连的操作过程中，有可能损伤小脑后下动脉及其分支。

小脑后下动脉由椎动脉发出，变异结构较多，主干及其分支主要供应延髓背外侧和小脑半球下部。一旦发生损伤，最严重的并发症为延髓背外侧综合征，是脑干梗死最常见类型，导致眩晕、呕吐、眼球震颤（前庭神经核受损），交叉性感觉障碍（三叉神经背束核及对侧交叉的脊髓丘脑束受损），同侧Horner征（下行交感神经纤维受损），饮水呛咳、吞咽困难和声音嘶哑（疑核受损），同侧小脑性共济失调（绳状体或小脑受损）。

（2）**预防措施和术后处理** 术前病史采集，仔细阅片格外重要，对于翻修手术病例，还可以完善CTA检查，判断椎动脉和小脑后下动脉走行，必要时可制作1∶1大小3D打印模型，设计手术入路。核磁共振可以提供很多有效信息，判断小脑后下动脉是否出现走行和结构变异。对于翻修病例，粘连严重的，有时不做强行松解，适可而止。

术后一旦发生上述脑梗死的表现，应及时监测生命体征，评估呼吸循环功能，维持出入量，给予对症治疗。如出现意识障碍和呼吸道感染，应加强护理，应用适当抗生素控制感染。脑梗死后2～5天出现水肿高峰，注意监测颅压并给予脱水治疗。注意预防肺栓塞和深静脉血栓。当出现大面积小脑梗死，可行扩大后颅窝减压手术，挽救生命。病情稳定后，实行早期个体化康复治疗。

9.6　颅颈交界区失稳

（1）发生原因及临床表现　颅颈交界区畸形是枕骨、寰椎、枢椎及相关软组织和神经的异常病理改变，其发病原因既有先天性因素，又有后天病理生理及生物力学变化，各种畸形常同时共存，导致解剖变异复杂，临床症状多样。Chiari畸形常合并扁平颅底、颅底凹陷、寰枢椎脱位、寰椎融合等骨性畸形。部分病例在术前评估时，未注意到颅颈交界区存在不稳定因素，未处理颅底凹陷、寰枢椎脱位等病理改变，术中行枕骨减压和寰椎后弓的切除，切除枕后肌肉和寰枢椎间部分韧带结构，导致骨骼-肌肉-韧带复合体被破坏，进一步加重了不稳定因素。

Chiari畸形减压术后颅颈交界区失稳可表现为枕后疼痛、僵硬、活动受限、后组颅神经症状、行走不稳、四肢无力、麻木加重，严重者出现呼吸循环功能障碍。完善三维CT检查和核磁共振，可判断齿状突高度、寰齿间隙、寰枢椎侧方关节面位置关系，评估颅颈交界区稳定性。

（2）预防措施和术后处理　Chiari畸形术前应详细评估，当合并颅颈交界区不稳定因素时，应一期同时处理，避免因单纯的减压操作加重不稳定，引起新的临床症状。

当术后发现存在寰枢椎脱位、颅底凹陷等不稳定因素时，应及时行翻修手术，松解粘连，通过枕颈固定或寰枢椎固定维持稳定性。因为初次手术造成的骨质缺失，传统的后方中线植骨往往难以实现。此时可采用C1-C2关节直接撑开复位，受力均匀，创伤小，缩短手术时间，减少出血，关节面植骨所需骨量小，且不影响融合率。

9.7 脊髓空洞症

（1）发生原因及临床表现 Chiari畸形常合并脊髓空洞，初次手术有效的减压可扩大颅后窝容积，恢复脑脊液循环，脊髓空洞症状同样会减轻。

部分病例术后出现感觉障碍加重，典型的为节段性分离型感觉障碍，即双侧对称性分布的痛温觉障碍，震动觉和位置觉尚存。随着空洞进展，还会出现上肢精细活动障碍、肌肉萎缩及营养障碍，提示初次手术减压不彻底或术后蛛网膜粘连，导致脊髓空洞进一步发展。完善颈椎、胸椎核磁共振和脑脊液电影检查，可判断脊髓空洞范围、程度及局部脑脊液循环情况。

（2）预防措施和术后处理 改善脊髓空洞的关键是恢复脑脊液循环，而恢复循环的关键是做到彻底地松解粘连和减压。当小脑扁桃体下疝严重时，需软膜下切除部分小脑扁桃体，同时疏通第四脑室即脑干背侧脑脊液循环。环脑干的360°松解和减压也很重要，特别是针对术前脊髓空洞症状重及存在后组颅神经症状的患者。充分蛛网膜下减压后，应注意减少术后再粘连发生，比如严格止血、充分冲洗、应用人工脊柱膜防止瘢痕形成等。

当减压术后患者的脊髓空洞症状持续加重，且影像学检查提示有空洞进展时，应仔细评估分析原因，根据病因采取对应措施，如再次行原位翻修手术或脊髓空洞分流手术。

参考文献

1. Fan T,Zhao X,Zhao H,et al. Treatment of selected syringomyelias with syringo-pleural shunt:the experience with a consecutive 26 cases. Clin Neurol Neurosurg,2015,137:50-56.
2. Zhao H J,Fan T. Surgical management of Chiari I malformation based on different cerebrospinal

fluid flow patterns at the cranial-vertebral junction. Neurosurg Rev,2017,40(4):663-670.

3. Shang G,Fan T,Hou Z,et al. A modified microsurgical interfacet release and direct distraction technique for management of congenital atlantoaxial dislocation:technical note. Neurosurg Rev,2019 ,42(2):583-591.

4. 范涛.脊髓脊柱外科典型病例诊治解析.北京:人民卫生出版社,2018.

5. Abdallah A,Çınar,Güler Abdallah B. Long-term surgical outcome of Chiari type-I malformation-related syringomyelia:an experience of tertiary referral hospital. Neurol Res,2022,44(4):299-310.

6. Massimi L,Frassanito P,Chieffo D,et al. Bony Decompression for Chiari Malformation Type I:Long-Term Follow-Up. Acta Neurochir Suppl,2019,125:119-124.

7. Heiss J D,Suffredini G,Smith R,et al. Pathophysiology of persistent syringomyelia after decompressive craniocervical surgery. Clinical article. J Neurosurg Spine,2010,13(6):729-742.

8. Bartoli A,Soleman J,Berger A,et al. Treatment Options for Hydrocephalus Following Foramen Magnum Decompression for Chiari I Malformation:A Multicenter Study. Neurosurgery, 2020,86(4):500-508.

（王寅千，范　涛　首都医科大学三博脑科医院）

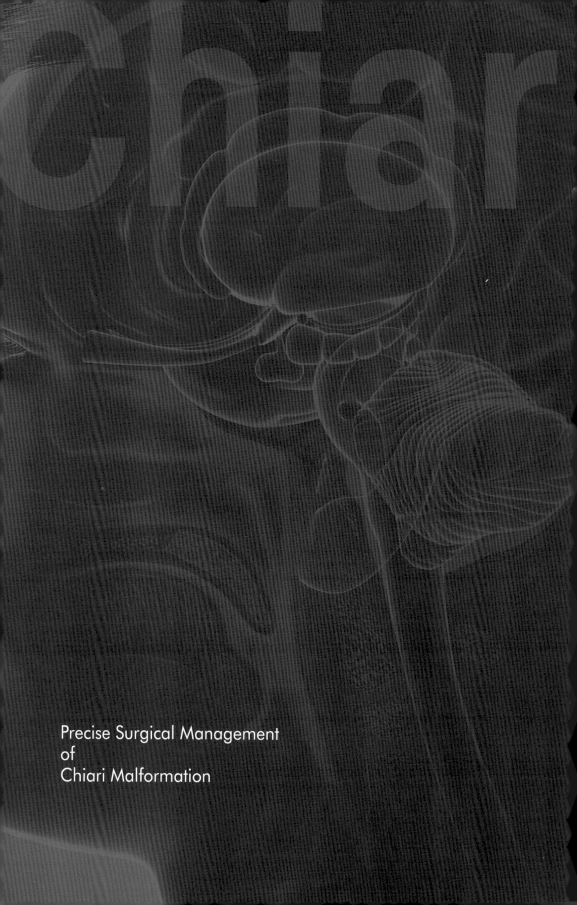

Precise Surgical Management
of
Chiari Malformation

10

Chiari畸形
合并脊髓空洞的分流手术

10.1 Chiari畸形合并脊髓空洞症概述

小脑扁桃体下疝畸形（Arnold-Chiari malformation），即Chiari畸形，是小脑扁桃体下疝入椎管内，同时延髓和第四脑室也可以疝入椎管内。Chiari I型是临床上最常见的类型，有50%～75%的病例合并有脊髓空洞，部分拥挤严重的病例脑干受压并向前压迫使得延髓前池也受压变小，枕骨大孔区脑脊液循环受阻，导致脊髓空洞的发生，这种空洞多见于颈段和上胸段。脊髓空洞的病理特征是脊髓内管状空腔形成及空腔周围胶质增生，并在其内有异常液体积聚。按照病因区分为继发性脊髓空洞和原发性脊髓空洞，继发性指继发于Chiari畸形、颅底凹陷、脑积水、Dandy-Walker畸形、蛛网膜炎、脊髓血管畸形和椎管内肿瘤的脊髓空洞，原发性指未发现明确病因的脊髓空洞症。

10.2 Chiari畸形合并脊髓空洞症的症状和体征

（1）颅脑神经和颈神经根受压，表现为声音嘶哑、吞咽困难、颈部活动受限和（或）疼痛。

（2）延髓和脊髓上部受压，表现为夜间低氧血症、肢体运动障碍和四肢感觉障碍，偏瘫和四肢瘫、腱反射亢进和病理反射。

（3）脑脊液循环受阻严重时，颅内压增高，表现为脑积水，出现头晕、头痛、呕吐、眼底水肿。

（4）因伴有脊髓空洞症而表现为感觉分离（痛温觉、触觉一项减退，另一项正常）或双上肢肌萎缩，患者最初单侧疼痛，温觉出现障碍，如果空洞累及前联合时可出现肢体或一部分躯体的痛温觉功能缺失，而触觉和深感觉依然存在，主要表现为感觉性分离症状。运动功能障碍的特点是肌肉萎缩和肌无力，并伴随着深反射阴性或深反射缺失。下肢的痉挛性瘫痪可出现病变空洞的平面以下腹壁反射不能引出，腱反射则显示强阳性，肌紧张增加，Babinski 征表现为阳性。损伤可能有异常的汗液分泌，多汗或少汗症更多地表现在有营养障碍的双手，常常表现为晚期神经源性膀胱和大便失禁，但尿潴留比肠道功能障碍更常见。

10.3　Chiari畸形合并脊髓空洞症的分流手术适应证与禁忌证

（1）手术适应证

① 空洞与脊髓比值>35%时，可行分流术；空洞与脊髓比值<35%时，因置管易致脊髓损伤，不宜行分流术。

② 后颅窝减压术联合硬膜成形术后多数 Chiari 畸形患者的脊髓空洞可自行好转，但仍有部分患者脊髓空洞持续存在，若治疗无效且症状进一步加重，可选择脊髓空洞分流术。

③ 可以作为后颅窝减压术联合硬膜成形术无效患者的补救治疗。

（2）手术禁忌证　脊髓严重变性引起截瘫者，或致肢体挛缩者，一般不适于手术。

10.4　Chiari畸形合并脊髓空洞症的分流手术要点

当脑脊液蛋白含量较高时，预防后期堵管及进一步并发症的产生，分流入胸膜腔或腹膜腔优于蛛网膜下腔。当脑脊液蛋白含量较低时，分流入蛛网膜下腔就成为了更好的选择。

10.4.1　脊髓空洞-蛛网膜下腔分流术

（1）在预计的病变部位，用龙胆紫标出切口线，采用棘突上皮肤直切口。

（2）于病变区行椎板切除，但对于切除椎板的范围需依据脊髓空洞的部位而定。

（3）脊髓膜囊张力多有增高，在硬脊膜囊的两侧缝线牵引硬脊膜，并从中线切开。注意避免撕破蛛网膜，透过蛛网膜可见到脊髓空洞节段的脊髓膨大。该节段脊髓颜色呈黄白色，血管较为稀少。

（4）在脊髓后正中线或最膨隆之处用细针穿刺，抽出无色或淡黄色透明液体，可证实为空洞。沿脊髓空洞最大截面后正中沟附近或脊髓后根最薄和无血管处切开脊髓，其切口长约5mm。采用硅胶脑室引流导管，将其远端确切地放入纤维小梁少的脊髓背侧或腹外侧蛛网膜下腔，以减少管端阻塞。近端经此脊髓切口插入空洞内，导管的放入深度为2～3cm，使空洞内液体引流至脊髓蛛网膜下腔。于蛛网膜切口处缝一细丝线将导管固定，并于其上方覆盖小片人工硬脑膜。

（5）严密缝合硬脊膜，继之缝合肌层、皮下组织与皮肤。

10.4.2　脊髓空洞-胸腔分流术

（1）患者取侧卧位，气管插管全麻，根据手术前MRI确定脊髓皮层最薄处，依次切开各层组织，在空洞最大节段处咬开椎板或半椎板，打开硬脊膜。

（2）在脊髓皮层最薄处以锐利刀片切开或在脊髓后根直接分离/切开进入空洞。

（3）选用T型分流管，T形端置入空洞内约1cm，再经皮下隧道把T型管的另一端引至腋后线第6/7或7/8间隙。

（4）切开皮肤，将其置入胸腔内约5～10cm，排空胸腔内气体，严密关闭胸腔，防止气胸的发生，颈胸部切口逐层缝合。术毕嘱轴位翻身，切口通常不放置引流管。

10.4.3 脊髓空洞–腹腔分流术

（1）患者取侧卧位，气管插管全麻，根据手术前MRI确定脊髓皮层最薄处，依次切开各层组织，在空洞最大节段处咬开椎板或半椎板，打开硬脊膜。

（2）在脊髓皮层最薄处以锐利刀片切开或在脊髓后根直接分离/切开进入空洞。

（3）选用T型分流管，T形端置入空洞内约1cm，再经皮下隧道把T型管的另一端引至腹腔麦氏点或反麦氏点。

（4）切开皮肤，将其置入腹腔内约20～30cm，严密关闭腹腔，切口逐层缝合。术毕嘱轴位翻身，切口通常不放置引流管。

10.4.4 脊髓空洞跨节段分流术

（1）全麻成功后，取左俯卧位，常规消毒、铺巾；以空洞指数最大值节段及L2-L3为中心，做后正中切口，长约4cm。常规术野消毒、铺巾。先以空洞所在节段后正中切口依次切开皮肤、皮下组织及左侧肌肉，剥离左侧椎旁肌肉，右侧不分离，显露空洞指数最大值节段左侧半锥板，用咬骨钳咬除空洞指数最大值节段左侧半椎板，形成一大小约2.0cm×1.0cm骨窗。

（2）去除黄韧带及硬脊膜外脂肪，局部未见明显粘连，取尖刀纵行切开硬脊膜，丝线悬吊并牵开，蛛网膜无明显粘连，切开蛛网膜后见脑脊液流出，长针头穿刺左侧神经根出入区（D R OZ），取T型分流管的T形端，长约8cm，上端置入脊髓空洞腔4cm，下端置入蛛网膜下腔4cm，并用6-0血管缝合线将分流管固定于硬脊膜上，棉片保护术区。再以L2-L3后正中切口依次切开皮肤、皮下组织及左侧肌肉，剥离左侧椎旁肌肉，右侧不分离，显露L2-3左侧半锥板，用咬骨钳咬除L2-3左侧半锥板，形成一大小约2.0cm×1.0cm骨窗。

（3）去除黄韧带及硬脊膜外脂肪，局部未见明显粘连，取尖刀纵形切开硬脊膜，丝线悬吊并牵开，蛛网膜无明显粘连，切开蛛网膜后见脑脊液流出，两个切口之间用通条经左侧椎旁皮下连通，分流管经皮下隧道从空洞指数最大值节段切口到达L2-3切口，两端分流管剪出侧孔（5cm），分别置入蛛网膜下腔8cm，5-0用可吸收缝合线将硬脊膜紧密缝合并固定分流管，同时将分流管用丝线固定于椎旁肌肉，将分流管皮下留置6～10cm并固定，防止脱出，检查无明显脑脊液漏；外置明胶海绵及人工硬脑膜，防止黏膜粘连及瘢痕增生，促进组织修复；术区无明显活动性出血，依次缝合切口各层。

10.5　典型病例

男，45岁，以"右侧肢体麻木无力6年，加重1天"为主诉入院。

现病史： 6年前患者因右侧肢体麻木、无力至当地医院，诊断为"脊髓空洞症"，在某院行"脊髓终丝切断术"，术后症状无明显变化。近2年来麻木无力症状逐渐加重，1天前突然进展，行走不能。为求进一步治疗，急诊来我院，以"脊髓空洞症"为诊断收入院。发病以来，神志清，精神差，饮食、睡眠差，大便干结，小便正常，近期体重无明显变化。

查体： 神志清，精神差，言语清，双侧瞳孔等大等圆，直径3.0mm，光反射灵敏，无眼睑下垂，无眼球震颤，无复视，双侧面部感觉正常，咀嚼有力，闭目有力，角膜反射灵敏，双侧额纹对称，双侧鼻唇沟对称，示齿口角无偏斜，鼓腮无漏气，粗测听力正常，声音无嘶哑，无吞咽困难，无饮水呛咳，悬雍垂居中，双侧软腭上抬有力，咽反射正常，转颈、耸肩对称有力，伸舌居中，无偏斜，无舌肌萎缩及震颤。四肢肌张力正常，左侧肢体肌力Ⅴ级，右上肢肌力Ⅲ级，右下肢肌力Ⅲ级，双下肢腱反射亢进，右侧巴氏征阳性。无不自主运动，指鼻试验、跟膝胫试验右侧不稳，Romberg征阴性。右侧肢体深感觉减退，浅感觉消失。

入院诊断：①延髓至腰1椎体水平脊髓空洞症（图10-1）；②胸椎骨质增生；③颈椎病。

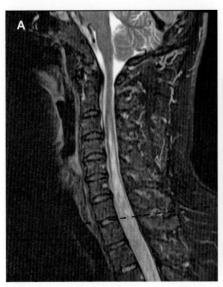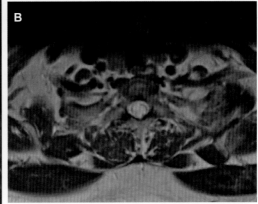

图10-1　术前MRI显示延髓至腰1椎体水平脊髓空洞

　　手术经过：麻醉成功后取左侧俯卧位，按照核磁共振定位结合骨性标志确定T1-T2棘突，划线5 cm，消毒铺巾，逐层切开，显露T1-T2棘突和椎板，咬除椎板并扩大，显露椎管硬脊膜，术野止血，切开硬脊膜，显露脊髓，在显微镜下见病变部分脊髓菲薄，应用穿刺针穿刺抽出清亮液体，应用纤维剥离子开窗扩大空洞腔见清亮液体流出，放置引流管于一端脊髓内，另一端放置蛛网膜下腔，缝合蛛网膜和硬脊膜，缝合后与切口下方横行减压硬脊膜并用外科生物补片扩大修补，查无活动出血，同种异体骨1块填塞。逐层缝合切口。无菌敷料包扎。骶尾部常规消毒铺巾，麻醉满意后，骶尾部应用针状电极切断外终丝，并松解周围粘连神经。

　　术后复查：术后一年和两年复查，临床症状明显改善，脊髓空洞明显缩小，效果理想（图10-2、图10-3）。

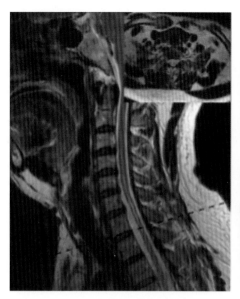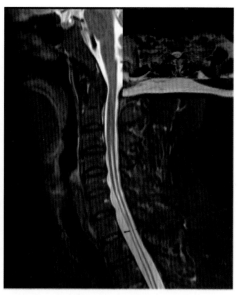

图10-2　术后一年复查颅颈交界区MRI　图10-3　术后两年复查颅颈交界处MRI
显示：红色虚线显示脊髓空洞明显缩小　显示：红色虚线显示脊髓空洞明显缩小

10.6　Chiari畸形合并脊髓空洞症的围术期注意事项

（1）术前准备　应全面评估患者病情，充分考虑其他并发症如髓内肿瘤、脑积水等，积极与患者沟通，谨慎选择合适的治疗方案，做好各项常规及磁共振检查，让患者练习在床上排便，于术前使用抗生素，术前晚清理灌肠，术前留置导尿管。

（2）术中注意事项　Chiari畸形患者头部不宜过度后伸，否则可使前方延髓突然受压导致呼吸心跳改变甚至死亡。最好采用平卧位。搬动体位必须十分注意。对病变的定位要准确，应选择在空洞的最薄处做脊髓切开，尽可能减少对脊髓功能的损伤。有活动性出血时用双极电凝止血，对于渗血可用棉片压迫或使用明胶海绵贴敷止血。严密缝合硬脊膜，防止脑脊液漏。

（3）术后注意事项　术后体位的安置取平卧或侧卧位，协助患者每2h翻身1次。严密观察生命体征，预防分流术后并发感染。

10.7 总结

国际上的认识趋于一致：Chiari 畸形外科治疗的目的是在最小创伤前提下解除颅颈交界区畸形状态，同时重建良好的脑脊液循环。恰当的病因治疗是脊髓空洞症慢性神经损害恢复的结构性基础。Chiari 畸形合并脊髓空洞的具体机制尚未完全明确。不同手术方法各有优缺点，还需要在临床工作中进一步探索。现可根据术前影像评估，术中合理运用超声、感觉诱发电位、脑干诱发电位等为病人设计合理的、个体化治疗方案。

参考文献

1. 娄永利. 微创手术治疗Chiari畸形(I型)临床应用研究.郑州大学,2017.

2. Chiari H. Concerning alterations in the cerebellum resulting from cerebral hydrocephalus. 1891. Pediatr Neurosci,1987；13(1):3-8.

3. Aydin S,Hanimoglu H,Tanriverdi T,et al. Chiari type I malformations in adults:a morphometric analysis of the posterior cranial fossa. Surg Neurol,2005,64(3):237-241.

4. Milhorat T H,Nishikawa M,Kula R W,et al. Mechanisms of cerebellar tonsil herniation in patients with Chiari malformations as guide to clinical management. Acta Neurochir (Wien),2010,152(7):1117-1127.

5. Nishikawa M,Sakamoto H,Hakuba A,et al. Pathogenesis of Chiari malformation:a morphometric study of the posterior cranial fossa. J Neurosurg,1997,86(1):40-47.

6. Oldfield E H,Muraszko K,Shawker T H,et al. Pathophysiology of syringomyelia associated with Chiari I malformation of the cerebellar tonsils. Implications for diagnosis and treatment. J Neurosurg,1994,80(1):3-15.

7. Matsumoto T,Symon L. Surgical management of syringomyelia—current results. Surg Neurol,1989,32(4):258-265.

8. Fujii K,Natori Y,Nakagaki H,et al. Management of syringomyelia associated with Chiari malformation:comparative study of syrinx size and symptoms by magnetic resonance imaging. Surg Neurol,1991 ,36(4):281-285.

（娄永利　郑州大学附属郑州中心医院）

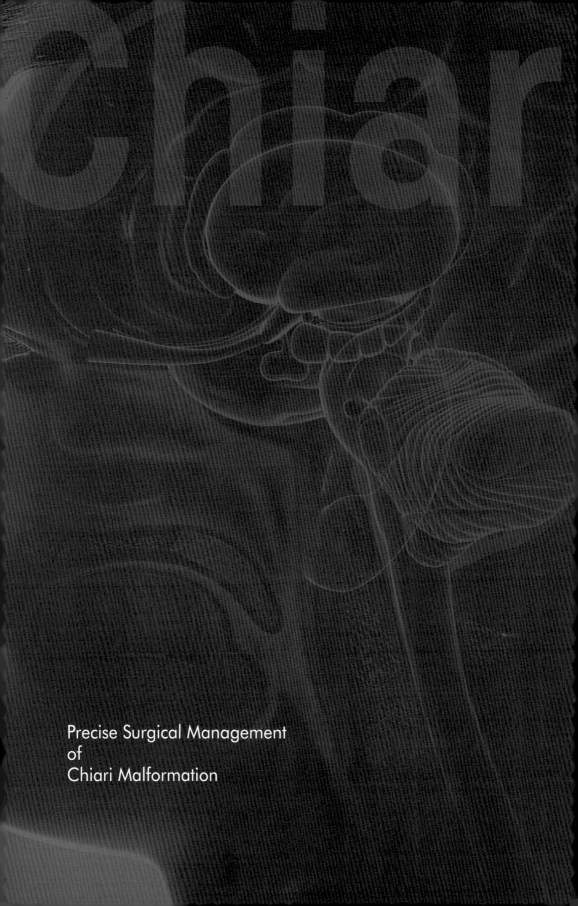

Precise Surgical Management
of
Chiari Malformation

11

突发临床表现的
急症Chiari畸形的手术治疗

11.1　急症Chiari畸形的概述

Chiari畸形多以慢性病程为主，从相关症状出现到确诊平均时间为3.1年。但是基于颅颈交界区特殊的解剖位置和结构，仍有一些Chiari畸形患者可急性起病（以Ⅱ型Chiari畸形患者居多），并表现出相应的临床症状，严重的甚至可能危及患者生命。针对此类起病急、病情重的急症Chiari患者，必须引起足够的重视，并采取恰当的处理手段，甚至是急诊手术治疗，最大程度地挽救患者生命、改善预后。

11.2　急症Chiari畸形的临床表现

Chiari畸形急症的临床表现可分为两类，一种为Chiari畸形本身病情急性进展，一种为相关并发症的急性发作。基本基于以下潜在机制：①颅颈交界区连通性破坏，造成单纯的颅内压急性升高；②脑积水的急性发作；③枕骨大孔水平对脑干、颅神经的压迫；④伴发寰枢椎脱位等其他疾病。上述机制可单独也可以联合发生。一旦发生，在短时间内可引发脑干压迫、颅内压增高、脑脊液循环障碍、椎动脉闭塞等。患者可产生急性头痛、癫痫、呼吸循环障碍、意识障碍、四肢活动障碍、后组颅神经损伤等相关对应症状、甚至死亡。

Chiari畸形的症状一般呈逐步进展，多数情况下病人从轻微症状开始，呈渐进的持续加重，最终出现神经功能障碍，需要临床干预，部分患者症状可以自发缓解。Chiari Ⅰ型畸形急症病人，多数由脑脊液循环障碍、颈髓创伤或者颅内高压引起。排除外伤及其他因素，Chiari Ⅰ型畸形急症是比较罕见的，急症Chiari畸形多见于Chiari Ⅱ型畸形患者，有文献提出近20%的有症状的Chiari Ⅱ型畸形患者出现过神经急症。急症Chiari畸形发病的临床表现，与脑干颅神经急性受压损伤、脑脊液循环急性受阻关系密切。常见的急症表现详述如下（表11-1）。

表11-1　Chiari急症临床表现小结

	临床表现
颅高压症状	头痛、呕吐、视乳头水肿；枕骨大孔疝时可有呼吸衰竭、心跳呼吸骤停
梗阻性脑积水	头痛、呕吐、视乳头水肿、颈部疼痛、进行性意识障碍、展神经麻痹、上视困难
脊髓空洞扩大	节段性分离性感觉障碍、进行性肢体无力
脑干受压症状	锥体束征、意识障碍、呼吸节律障碍、循环系统障碍，危及生命
颅神经受压症状	眼球运动障碍、眩晕、听力下降、吞咽障碍、发音障碍、呼吸障碍
寰枢椎脱位症状	肢体运动感觉障碍，吞咽、发音障碍，严重时影响呼吸循环系统，危及生命

11.2.1　颅高压症状

颅高压相关的头痛、呕吐和视乳头水肿可作为急症Chiari畸形的首发症状，患者可在急性起病前出现进行性加重的头痛，与Chiari畸形通常引起的头痛性质完全不同，表现为用非甾体类止痛药难以缓解的剧烈头痛，并伴有恶心呕吐及视乳头水肿，疼痛可向颈肩部放射，在患者做颈部活动或打喷嚏、咳嗽时加重。这是急症Chiari畸形颅内压升高所致，严重颅内压增高可出现枕骨大孔疝。患者有小脑扁桃体下疝的病理基础，因此在严重颅高压时极易发生枕骨大孔疝，可出现双瞳散大、呼吸衰竭、甚至呼吸心跳骤停。

11.2.2　脑脊液循环障碍

（1）梗阻性脑积水　急症Chiari畸形可出现急性梗阻性脑积水，通常由于急性小脑扁桃体下疝致使第四脑室/中脑导水管急性狭窄或梗阻造成脑脊液循环障碍所致。有文献报道，枕大孔减压术后的Chiari I型患者因术中硬膜切开过程至第四脑室/中脑水管扭曲而出现急性梗阻性脑积水。急症Chiari畸形患者急性梗阻性脑积水常有进行性加重的头痛、呕吐、视乳头水肿、颈部疼痛、进行性意识障碍、单侧或双侧展神经麻痹、上视困难等临床表现。

（2）**脊髓空洞增大** 急症Chiari畸形可能导致患者脊髓空洞急性增大，从而造成患者突发的四肢运动及感觉障碍。感觉障碍以节段性的分离性感觉障碍为表现，患者出现痛觉、温觉感觉减退或消失，但触觉和深感觉存在。运动障碍表现为一侧上肢肌力下降。患者往往上肢症状重，症状由上肢向下进展，随着空洞扩大，患者可能在短时间内进展为单侧或双侧肢体无力及损伤平面以下的深浅感觉障碍。

11.2.3 脑干及颅神经受压

（1）**脑干受压** 脑干急性受压是Chiari畸形严重的并发症，可导致一系列严重神经功能障碍，危及生命。①患者延髓受压时，可导致急性的呼吸系统障碍。患者往往在很短时间内出现急性呼吸功能紊乱和呼吸节律异常。如典型的陈-施呼吸，随着脑干压迫加重，患者很快进展至呼吸停止，危及生命。②脑干急性受压可表现为肢体瘫痪、肌张力增高、病理反射及出现锥体束征阳性等，严重时可出现意识障碍甚至重度昏迷、深浅反射消失、去脑强直等。③患者可在短时间内出现心血管功能紊乱和心脏节律异常，受压最初表现可为血压升高、脉搏缓慢，很快进展至脉搏频速、血压下降、心脏停搏。

（2）**颅神经受压** 急症Chiari畸形压迫脑干同时对多组颅神经造成影响，产生对应症状。当第III、第IV、第VI组颅神经受损时，患者可表现为瞳孔散大、对光反射消失、眼球运动障碍（上视不能、内收不能、外展不能、内斜不能）等；第VI、第X组颅神经常伴有较严重的颅神经症状如吞咽困难、呼吸障碍等。急症 Chiari 畸形可能因脑干尤其延髓后组颅神经受压出现吞咽困难、呛咳、咽反射消失，致使保持呼吸道通畅能力下降，加重呼吸循环障碍，导致猝死或产生肺部感染等并发症。

11.2.4　寰枢椎脱位等伴随疾病的加剧和急性发作

对于 Chiari 畸形合并寰枢椎脱位患者，急症 Chiari 畸形可导致寰枢椎脱位加剧，致使齿状突对延颈髓压迫加重，进一步加重患者寰枢椎脱位症状，严重时患者可出现急性呼吸循环障碍，危及生命。

11.3　急症Chiari畸形的诊断

11.3.1　病史和体格检查

Chiari 畸形急症发作常很难与 Chiari 畸形相关联。真正的急性发作 Chiari 畸形综合征非常罕见，许多所谓的急性表现都是基于失代偿数月出现的症状。由于 Chiari 畸形急症发作表现出的病史和查体多是基于颅高压、脑干及颅神经压迫等机制，患者可有 Chiari 畸形病史，或者仅以颅高压或脑干受压表现来就诊，查体并无 Chiari 特异性的体征。所以急诊患者往往很难直接与 Chiari 畸形建立联系。有报告称 28% 的儿童 Chiari 畸形会出现急性小脑发作，包括急性姿势张力丧失和意识丧失，但这些不会被视为 Chiari 畸形的症状；而典型的 Chiari 畸形伴慢性 Valsalva 引起的头痛在儿童期可能完全不存在，许多年轻患者和急性症状患者往往也无此典型表现。Chiari 畸形的另一种不寻常的急性表现可能是孤立性动眼神经功能障碍，患者可没有任何外伤或头痛病史，且大多数患者为女性并伴脊髓空洞。

11.3.2 辅助检查

急症Chiari畸形的诊断主要基于多种影像学方法。

（1）CT 为急症发生时的首选检查，较为方便，速度快，费用不高，成像清晰。颅颈交界CT薄层扫描联合三维重建有助于判断颅颈交界区域的稳定性，有无合并寰枢椎脱位。头颅CT有助于判断脑积水及其他颅内情况，尤其在MRI检查条件不允许的情况下。CTA可有助于判断颅颈交界区域供血的情况，尤其是判断椎动脉以及哪一侧是主侧椎动脉，一旦在急诊手术时发生椎动脉破裂出血，有助于术前和术中决策。

（2）MRI 是临床上广泛接受的诊断Chiari畸形的方法，在急诊有条件时可使用，但需特别注意的是，临床表现的严重程度并不总是与下疝的严重程度相关。同时，联合增强MRI有助于鉴别Chiari畸形是否同时合并颅内或脊髓肿瘤，或者有无合并脑积水。急诊Cine-MRI扫描的应用可直接评估脑脊液的流动、受阻情况。

（3）其他 如正侧位、动力位X线检查，但往往急症时患者无法配合，需根据病情决定。

11.4 急症Chiari畸形的治疗

11.4.1 治疗原则

与一般神经外科急诊类似，首先通过气管插管、建立静脉补液通路、应用血管活性药物等手段维持患者生命体征；同时积极、快速地寻找急性发作的原因，如脑积水、枕骨大孔疝等，快速制定急诊手术等治疗方案，解除病因，挽救生命。

11.4.2 药物及保守治疗

保守治疗仅仅适用于无症状或症状轻微的Chiari畸形患者。急症患者需针对颅高压、枕骨大孔疝进行处理，往往都需要手术治疗，单纯药物治疗是不够的，仅在急诊手术前根据具体情况对症处理，包括防脱水、降颅压等。药物治疗等也可作为术后改善症状和促进神经功能恢复的辅助手段。

11.4.3 手术治疗

手术指征：Chiari急症手术指征主要由症状决定，包括严重的颅高压、枕骨大孔疝；急性脑积水；急性脑干功能受损；有显著或进行性增大的空洞；合并寰枢椎脱位症状急剧加重等。

一般来说，Chiari畸形急诊手术应考虑解决最危及患者的情况，以迅速解除诱发急性发作的诱因、挽救生命为主要目的，对于Chiari畸形本身需视情况同时或者分期处理。如对于伴颅高压、枕骨大孔疝的Chiari畸形患者，可先行脑室外引流或脑室-腹腔分流，视情况是否同时针对Chiari畸形处理，如同时行后颅窝减压术（PFD）、后颅窝扩大重建术（PFR）或者后颅窝减压联合小脑扁桃体电灼或切除术（PFDRT）；对于脑干急性压迫患者可以后路减压为主要目标，采取PFD、PFR或PFDRT的术式；对于脊髓空洞急性扩大者，可联合脊髓空洞-蛛网膜下腔分流术；对于合并寰枢椎脱位者，需先行枕颈融合或者C1-C2融合术，再处理Chiari畸形。需要指出的是，针对Chiari畸形处理时，无论采取何种术式，应以解除压迫、恢复脑脊液正常循环为目的。

参考文献

1. Pettorini B L,Gao A,Rodrigues D. Acute deterioration of a Chiari I malformation:an uncommon neurosurgical emergency. Childs Nerv Syst ChNS Off J Int Soc Pediatr Neurosurg,2011, 27(6):857-860.
2. Dagnew E,van Loveren H R,Tew J M. Acute foramen magnum syndrome caused by an acquired Chiari malformation after lumbar drainage of cerebrospinal fluid:report of three cases.Neurosurg-

ery,2002,51(3):823-828.

3. Tsara V,Serasli E,Kimiskidis V,et al. Acute respiratory failure and sleep-disordered breathing in Arnold-Chiari malformation. Clin Neurol Neurosurg,2005,107(6):521-524.

4. Almotairi F S,Tisell M. Acute deterioration of adults with Chiari I malformation associated with extensive syrinx. Br J Neurosurg,2020,34(1):13-17.

5. 周良辅.现代神经外科学.上海:复旦大学出版社,2015.

6. Talamonti G,Marcati E,Gribaudi G,et al. Acute presentation of Chiari 1 malformation in children. Childs Nerv Syst,2020 ,36(5):899-909.

7. 常腾武. Chiari畸形I型的诊治现状. 中国临床神经外科杂志,2021,26(7):564-566.

8. McClugage S G,Oakes W J. The Chiari I malformation. J Neurosurg Pediatr,2019,24(3):217-226.

（谢　嵘　复旦大学附属华山医院）

Chiari

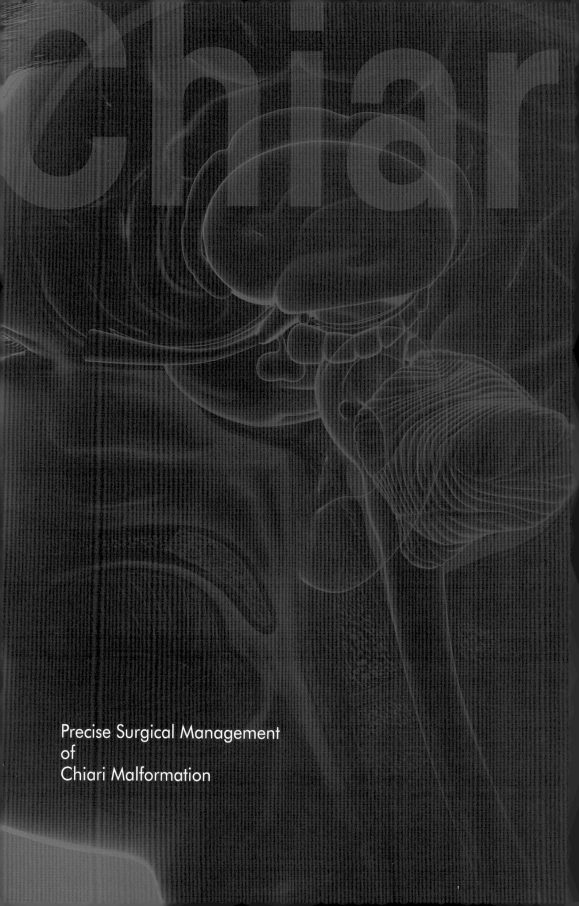

Precise Surgical Management
of
Chiari Malformation

12

Chiari畸形
合并脑积水的治疗

12.1 概述

Chiari畸形以颅后窝容积狭小，小脑扁桃体、蚓部及延髓等脑组织被挤入枕大孔平面以下为特点，常伴有脊髓空洞。Chiari 畸形合并脑积水的发生率约占全部Chiari畸形患者的7% ~ 10%。

Chiari畸形合并脑积水的发病机制还不清楚，多数学者认为Chiari畸形导致第四脑室及颅颈交界区脑脊液流动紊乱为主要原因。一些学者假定小脑扁桃体下疝导致的第四脑室出口阻塞为不完全性的。

目前对于Chiari畸形合并脑积水的治疗存在较大争议，主要手术方式包括针对小脑扁桃体下疝进行的枕下减压术、针对脑积水进行的脑室腹腔分流术（ventriculoperitoneal shunt，VPS）和神经内镜下第三脑室底造瘘术（endoscopic third ventriculostomy，ETV）。所以有必要对其手术治疗进行分析及总结，以指导临床实践。

12.2 症状和体征

Chiari畸形合并脑积水患者合并存在Chiari畸形和脑积水两种疾病的症状和体征。患者可以仅表现其中一种疾病的症状，或者以一种疾病的症状为主，也可以平行地混杂两种疾病的症状和体征。

Chiari畸形临床症状和体征包括以下方面。①延髓和上颈髓受压表现：四肢感觉运动障碍、偏瘫、四肢瘫、括约肌障碍和呼吸困难等。②小脑症状及体征：步态不稳、共济失调和眼球震颤等。③后组颅神经和颈神经受累症状：如声音嘶哑、吞咽困难、枕颈部麻木疼痛等。④植物神经紊乱症状：心慌、易出汗、胸腹腔脏器的非典型不适症状。⑤合并脊髓空洞症导致的症状：主要表现为节段性分离性感觉功能障碍甚至传导束受累表现，严重者发生程度不一的Charcot关节病。

脑积水患者根据发病年龄的不同和发病程度的急缓，也可以表现为不同的症状和体征。对于急性脑积水，主要引起患者出现急性颅内压增高的症状，一般表现为头痛、呕吐、视乳头水肿、视力下降等表现，严重的患者还可能会出现意识障碍。对于慢性脑积水，主要是慢性颅内压增高的表现，有时患者的头痛、呕吐并不十分严重，但是患者可能已经出现了视力障碍甚至双眼失明。对于婴幼儿的脑积水，患儿一般表现为头颅增大，囟门闭合延迟甚至不闭合；有一些患儿还会出现颅骨骨缝的开裂，双眼下视（即"落日征"现象）；还有一些患儿表现为前额部突出。另外还有一类老年人好发的脑积水——正常压力性脑积水，这种脑积水主要有三个突出表现：走路不稳、进行性智力障碍、尿失禁。

12.3 手术指征和手术方式

12.3.1 手术指征

（1）Chiari畸形常规手术指征 若MRI矢位小脑扁桃体超过枕骨大孔平面以下5mm，判定为影像学上Chiari畸形。在此基础上，如果患者出现典型的临床症状或者合并脊髓空洞等并发症，为手术指征。

（2）脑积水常规手术指征 若影像学中，侧脑室两前角尖端之间最大距离>45mm，第三脑室宽度>6mm，第四脑室宽度>12mm，双侧侧脑室额角的连线长度和颅内径的长度比值大于0.40，脑室旁出现明显的间质性脑水肿判定为影像学上脑积水。在此基础上，如果患者出现典型的临床症状者为手术指征。手术前还可行腰椎穿刺释放一部分脑脊液，一般释放20～30ml的脑脊液，观察患者的症状是否得到好转。如果腰穿脑脊液释放试验后患者症状明显好转，那么手术效果则比较好，反之则手术效果不确定或者较差。

Chiari畸形合并脑积水的手术治疗既要考虑脑积水因素，又要考虑颅后窝组织减压的必要性及术式，笔者单位结合数百例临床经验，认为Chairi畸形合并脑积水的手术指证及手术方式，要结合其发病机制、临床特点、影像学特征、腰穿结果等进行个体化分析，制定不同的手术策略，才是保证良好临床疗效的根本。

12.3.2　手术方式

（1）**单纯脑室腹腔分流术（VPS）** Chiari畸形所致脑积水多数是由于第四脑室流出道梗阻或中脑导水管狭窄引起的梗阻性脑积水。通过VPS解决脑积水，从而缓解颅内高压症状，减轻幕上脑室内压力，阻止病情进一步恶化。但单纯行VPS不能缓解颅后窝组织拥挤导致的临床症状及体征，影像学提示术后小脑扁桃体不能上升至正常位置。因此，VPS手术适应于术前以脑积水症状为主，而无小脑、延颈髓压迫及后组颅神经受压的病例。

（2）**单纯后路枕大孔区减压、四脑室正中孔探查、枕大池成型、硬膜囊成型术** 对于术前以小脑症状、延颈髓受压表现及后组颅神经症状为主，颅内压正常，头痛症状不是由脑积水导致的颅内压升高引起，而是小脑扁桃体下疝压迫颅神经根和颈神经根引起，而非幕上脑积水导致者；医学影像学提示颅后窝容积明显缩小，可以通过枕大孔区减压术解除局部压迫，打通第四脑室及颅颈交界区的脑脊液循环者，行单纯后路减压术，以缓解脑积水，同时疏通颅颈交界区脑脊液循环，以解除脊髓空洞的病理基础。但此手术对于中脑导水管阻塞者，或者局部粘连严重、无法解除幕上颅内高压者不适用，严重者由于脑下垂，发生中央小脑幕切迹疝。

（3）**同期行VPS和枕大孔区减压术** 临床上多数病例，Chiari畸形合并脑积水，两者往往都是慢性进展性过程，难以区分其因果关系，临床上二者症状并存，医学影像学提示脑积水及颅后窝狭窄所致症状难分伯仲，基于此，笔者单位对类似病例，同期采取VPS和后路枕大孔区减压，既解除幕上脑室内高压，又解除小脑、延颈髓压迫。

12.4　手术要点提示

（1）设计好手术方案，如果同期采取VPS和后路枕大孔区减压术，可采用术中更换体位、二次手术的方式。

（2）Chiari畸形后路减压手术，严格沿后路中线逐层解剖，注意辨认项韧带白线，骨膜下剥离肌肉显露所要减压的枕鳞、枕大孔后缘及环椎后弓范围。术前评估枕窦情况，术中注意控制枕窦出血。"Y"形剪开硬膜层，下端至小脑扁桃体下疝下缘，保持蛛网膜完整。显微镜下剪开蛛网膜，分开双侧小脑扁桃体，探查四脑室正中孔，见CSF涌出，恢复脑脊液循环，将小脑扁桃体上抬，蛛网膜覆盖于脑组织表面，成型缝合硬膜层。术后注意枕颈部加压包扎，可减少皮下积液的发生。

（3）VPS分流手术注意脑室穿刺点及穿刺轨迹设计，将脑室分流管脑室端避开脉络丛，直达室间孔位置，注意严格无菌操作，减少异物置入后感染、梗阻等并发症的发生。术后注意调整分流压力，注意复查头颅影像学检查。

12.5　典型病例

12.5.1　单纯行VPS手术

患者，女性，18岁，因渐进性头痛、头晕1年余入院。查体神清语利，颅神经未见异常，躯干四肢感觉运动正常，神经系统检查无阳性体征，腰穿测压CSF压力为160mm H_2O，头颅CT和MRI示脑室扩张（图12-1A、图12-1B），颈椎MRI示小脑扁桃体下疝至枕大孔下缘6mm（图12-1C）。手术行VPS（图12-1D、图12-1E），术后症状缓解，远期随访正常生活工作，脑室形态恢复正常，小脑扁桃体下疝未回复正常位置，但临床无症状，无脊髓空洞发生。

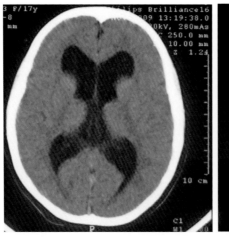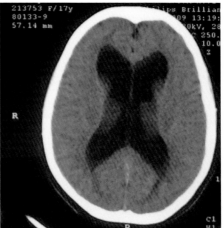

图12-1A　头颅CT示脑室扩张

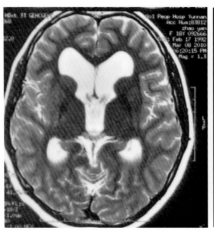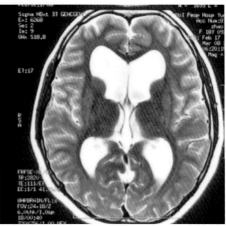

图12-1B　头颅MRI示脑室扩张

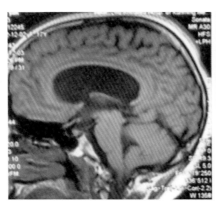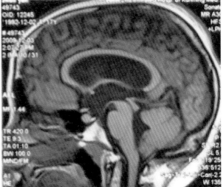

图12-1C　颈椎MRI示小脑扁桃体下疝至枕大孔下缘6mm

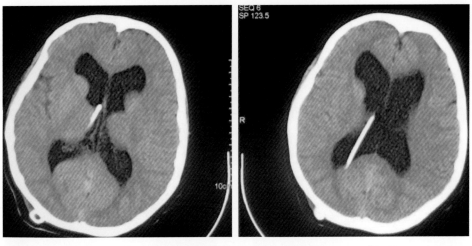

图12-1D　VPS分流术，分流管脑室端位于室间孔，脑室内部分避开脉络丛

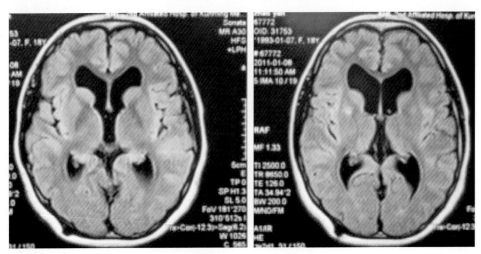

图12-1E　术后复查头MRI示脑室较前缩小

12.5.2　后路枕大孔区减压、四脑室正中孔探查、枕大池重建术

病例1　患者，女性，46岁，因间断性上肢麻木、走路不稳，头痛、头晕3年
余入院。神经科查体神清语利，双侧上肢痛温觉减退，Romberg阳
性，余未见异常。头颅MRI提示脑室扩张（图12-2A）；颈椎MRI检
查提示小脑扁桃体下疝，脊髓空洞（图12-2B）。

手术行后路枕大孔区减压、第四脑室正中孔探查、枕大池重建术（图12-2C～图12-2G）。术后1年复查，脊髓空洞缩小（图12-2H），远期随访患者正常工作。

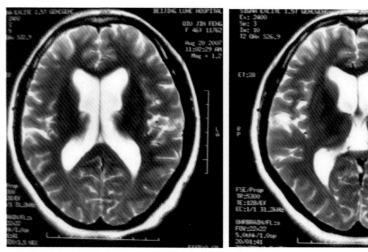

图12-2A　头颅MRI提示脑室扩张

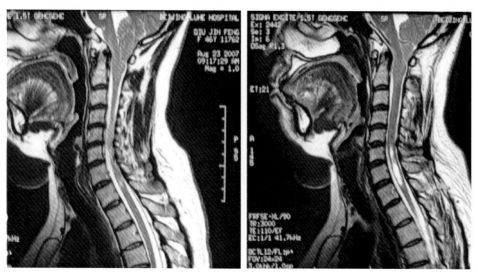

图12-2B　颈椎MRI检查提示小脑扁桃体下疝，脊髓空洞

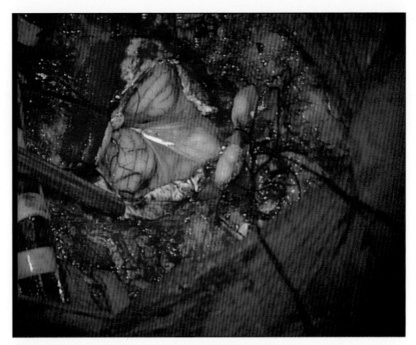

图12-2C 示骨性减压，"Y"形剪开硬膜，悬吊

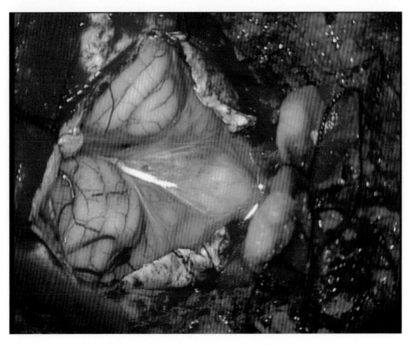

图12-2D 显示蛛网膜膨隆，深方脑脊液张力较高

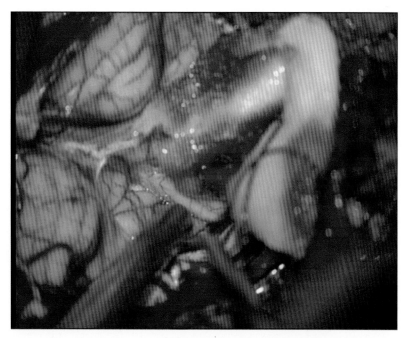

图12-2E　剪开蛛网膜，分开双侧小脑扁桃体，探查第四脑室正中孔

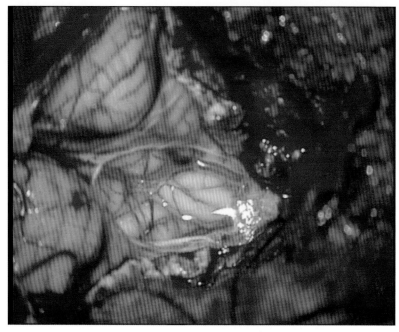

图12-2F　见脑脊液自第四脑室正中孔涌出

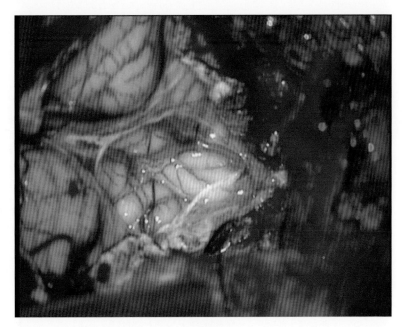

图12-2G 将小脑扁桃体上抬，蛛网膜复位

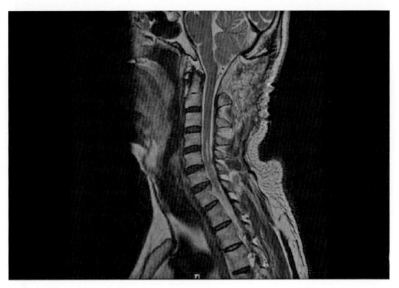

图12-2H 术后1年复查，示脊髓空洞缩小

病例2 Chiari畸形合并颈脊髓肿瘤术后继发脑积水，二期行分流手术患者。

患者，女性，45岁，因颈痛、双上肢麻木2年入院。神经科查体：神清语利，颅神经未见异常，四肢肌张力高，肌力5/5级，四肢腱反射活跃，双上肢Hoffman征、下肢Babinski征阳性。MRI示小脑扁桃体下疝，C1-C2哑铃型肿瘤，术前脑室形态、大小正常（图12-3A～图12-3G）。

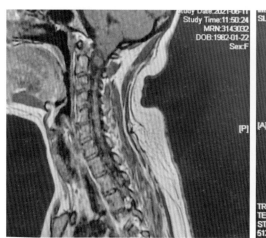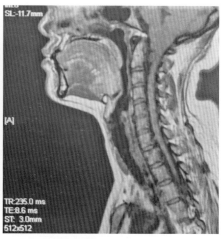

图12-3A 术前T1矢状位MRI示颈1-2占位合并Chiari畸形

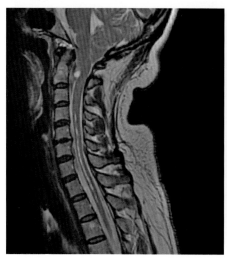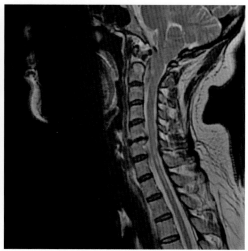

图12-3B 术前T2矢状位MRI示颈1-2占位合并Chiari畸形，伴脊髓空洞

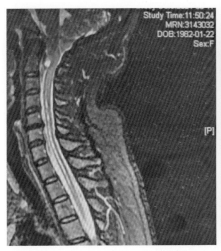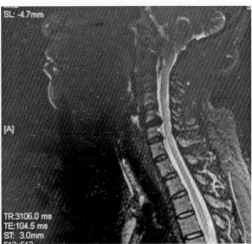

图12-3C　术前T2矢状位压脂像MRI

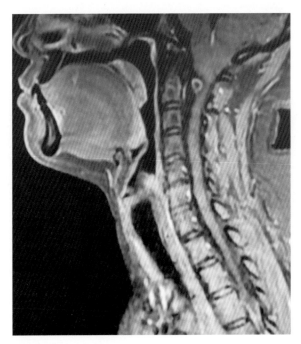

图12-3D　术前矢状位增强像MRI

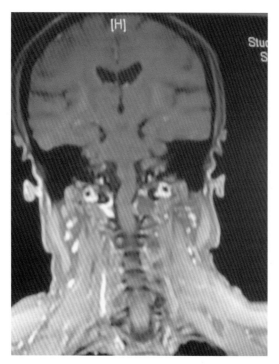

图12-3E　术前冠状位增强像MRI

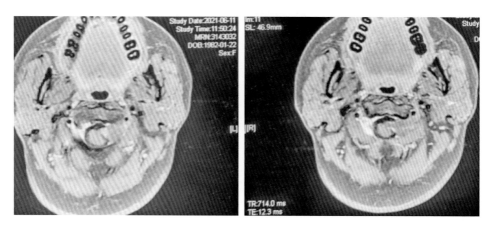

图12-3F　术前轴位增强像MRI示肿瘤环形强化，颈髓前后受压

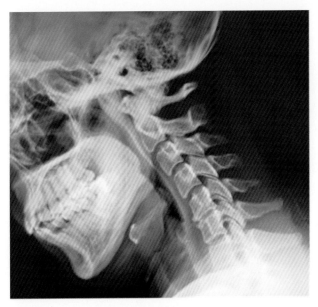

图12-3G　颈椎侧位过伸位显示扁平颅底，环枕关节稳定

　　患者于全麻下行环枕减压硬膜成形、同期行C1-C2哑铃型硬膜内外肿瘤切除术，术后2周MRI复查显示减压充分，C1-C2水平硬膜左腹侧无法严密缝合，可见局部积液（图12-3H～图12-3K）。

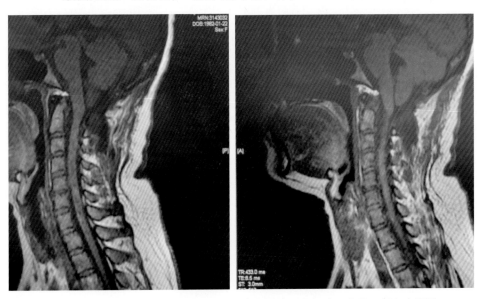

图12-3H　术后复查，矢状位T1像MRI显示肿瘤切除，局部减压充分，但存在积液

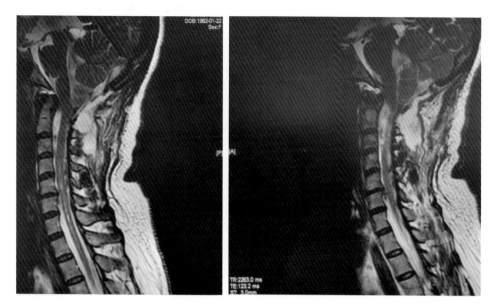

图12-3I　术后复查，矢状位T2像MRI

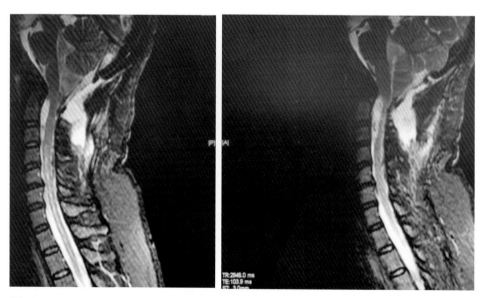

图12-3J　术后复查，矢状位T2压脂像MRI

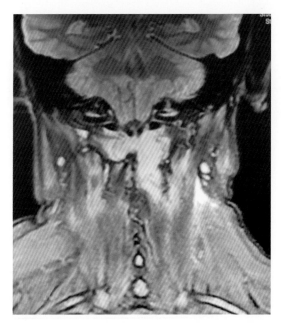

图12-3K 术后复查，冠状位T1像MRI，显示颅颈交界处硬膜囊左侧积液

术后4周头部胀痛渐进性加重。术后1个月复查，头颅CT发现脑室扩张，颈椎MRI提示颅颈交界区脑脊液流动异常信号（图12-3L～图12-3P）。

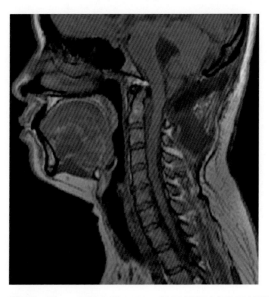

图12-3L 颈椎T1像MRI，提示颅颈交界区脑脊液流动异常信号

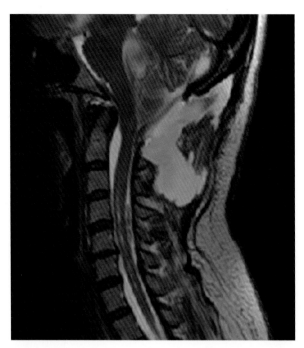

图12-3M 颈椎T2像MRI，提示颅颈交界区脑脊液流动异常信号

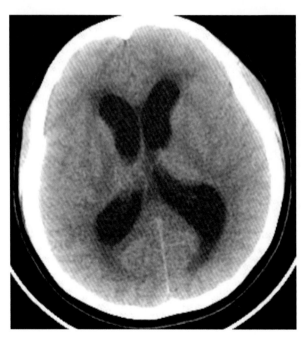

图12-3N 头颅CT显示脑室扩张，脑室旁间质性脑水肿

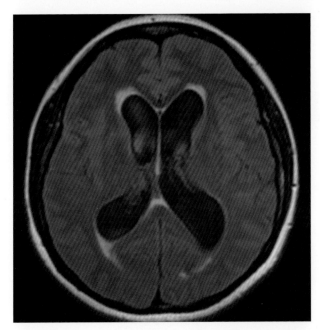

图12-3O　头颅MRI显示脑室扩张，脑室旁间质性水肿

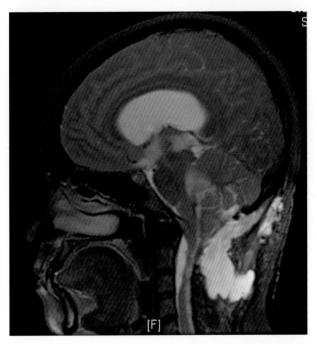

图12-3P　头颅MRI矢状位显示第三、第四脑室扩张及颅颈交界区CSF流动

术后6周行VPS手术（图12-3Q、图12-3R）。

二次术后1周头痛症状消失。二次术后1个月复查，症状全部缓解。

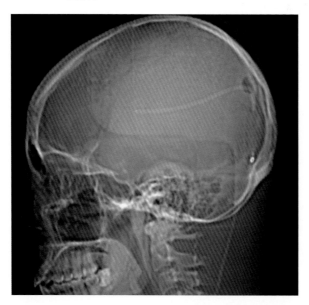

图12-3Q　头颅CT定位片显示VPS分流管走行

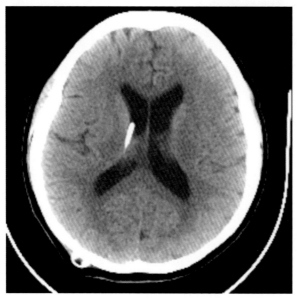

图12-3R　显示VPS脑室端走行及脑室缩小情况

12.5.3　同期行VPS和颅颈交界区减压术

病例1　患者，女性，47岁，因间断性头痛、四肢间断性麻木不适6个月入
院。术前头颅MRI提示脑室扩张（图12-4A）；颈椎MRI提示小脑扁
桃体下疝，枕大孔区前后受压（图12-4B）。

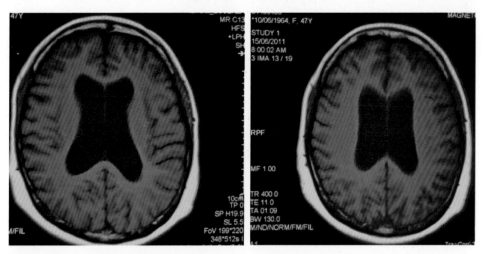

图12-4A　头颅MRI示脑室扩张

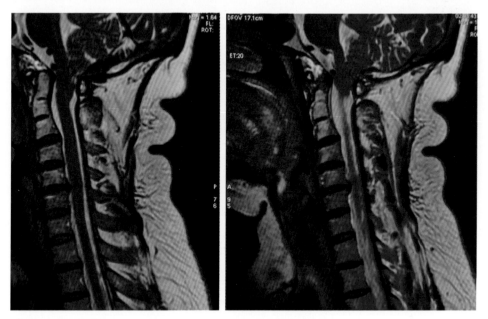

图12-4B　颈椎MRI示小脑扁桃体下疝，枕大孔区前后受压

手术行VPS（图12-4C），同期行枕大孔区减压硬膜成形术（图12-4D）。术后症状消失，随访远期疗效满意。

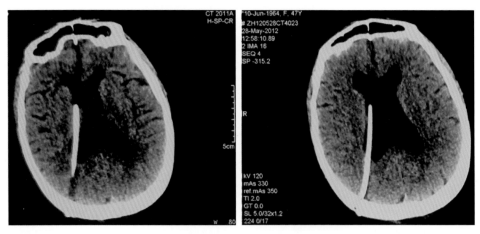

图12-4C 行脑室腹腔分流（VPS）手术

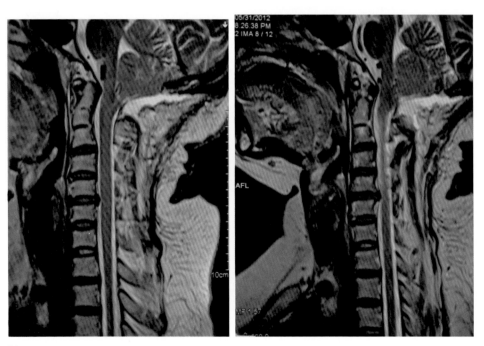

图12-4D 同期行枕大孔区减压硬膜成形术

病例2 患者，男性，43岁，因间断性头晕、四肢间断性麻木不适1月余入院。术前头颅MRI提示脑室扩张（图12-5A）；颈椎MRI提示小脑扁桃体下疝，枕大孔区前后受压，脊髓空洞（图12-5B）；颈椎平片示无寰枢椎脱位（图12-5C）。

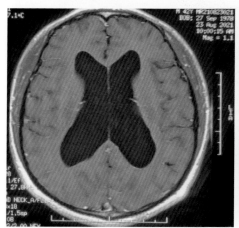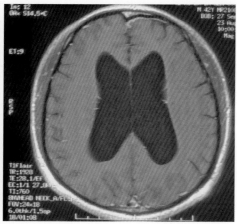

图12-5A　头颅MRI提示脑室扩张

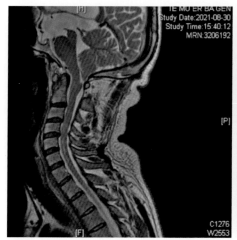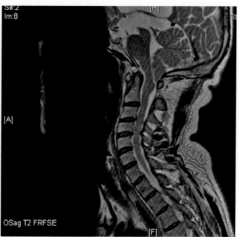

图12-5B　颈椎MRI示小脑扁桃体下疝

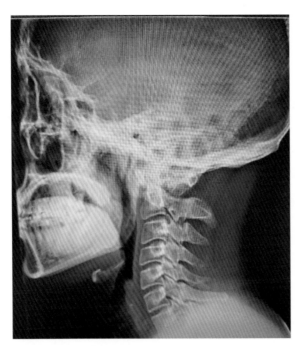

图12-5C　颈椎平片示无寰枢椎脱位

　　手术行脑室腹腔分流术（VPS），同期行枕大孔区减压硬膜成形术。术后症状消失。术后复查头颅CT示脑室恢复正常形态（图12-5D），颈椎MRI显示局部减压充分（图12-5E、图12-5F)。

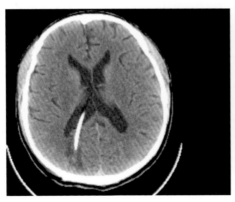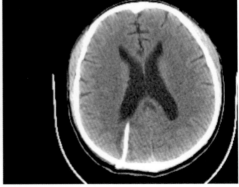

图12-5D　VPS加枕大孔区减压术后，头颅CT复查显示脑室形态恢复正常

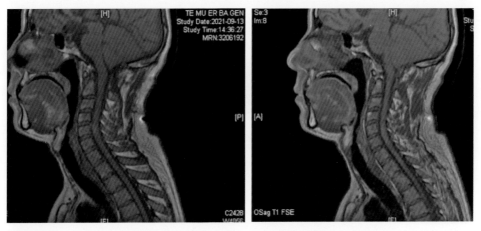

图12-5E　枕大孔区减压加VPS术后，颈椎MRI T1加权像显示减压充分

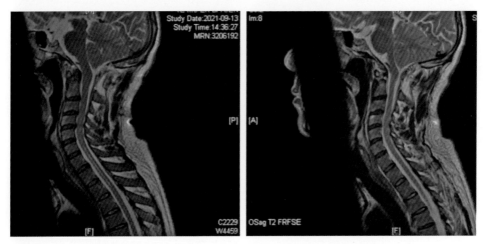

图12-5F　枕大孔区减压加VPS术后，颈椎MRI T2像显示局部减压充分

12.6　小结

　　基于Chiari畸形合并脑积水的发病机制、临床特点、影像学表现、腰椎穿刺测压结果等，笔者建议应采取个性化治疗方案。分别采用：①单纯脑室腹腔脑脊液分流术（ventriculoperitoneal shunt, VPS）；②后路颅颈交界区减压、四脑室CSF疏通、枕大池及硬膜囊成

形术；③同期行VPS和颅颈交界区减压、CSF疏通、枕大池成形及硬膜囊成形术等多种策略，治疗Chiari畸形合并脑积水的患者。

参考文献

1. 简历,宋来君,郭付有,等. Chiari畸形合并脑积水的临床治疗. 实用医学杂志,2017,33(4):606-608.
2. 谢京城,马长城,单宏宽. 颅颈区减压及后颅窝重建术治疗 Chiari 畸形脊髓空洞症. 中华外科杂志,2000,38(5):363-365.
3. 中国医师协会神经外科医师分会. 中国脑积水规范化治疗专家共识(2013 版).中华神经外科杂志,2013,29(6):634-637.
4. 胡志强,朱广通,黄辉,等.小脑扁桃体下疝合并脑积水的手术治疗策略.中华医学杂志,2010,90(47):3318-3322.
5. 文利,和华元. 脑室腹腔分流治疗小脑扁桃体下疝畸形合并脑积水体会.西南军医,2014,16:277-278.
6. Hayhurst C,Osman-Farah J,Das K,et al. Initial management of hydrocephalus associated with Chiari malformation Type I-syringomyelia complex via endoscopic third ventriculostomy:an outcome analysis. J Neurosurg,2008 ,108(6):1211-1214.
7. Massimi L,Pravatà E,Tamburrini G,et al. Endoscopic third ventriculostomy for the management of Chiari I and related hydrocephalus:outcome and pathogenetic implications. Neurosurgery,2011, 68(4):950-956.
8. Osuagwu F C,Lazareff J A,Rahman S,et al. Chiari I anatomy after ventriculoperitoneal shunting:posterior fossa volumetric evaluation with MRI. Childs Nerv Syst,2006,22(11):1451-1456.

（谢京城，司　雨　北京大学第三医院）

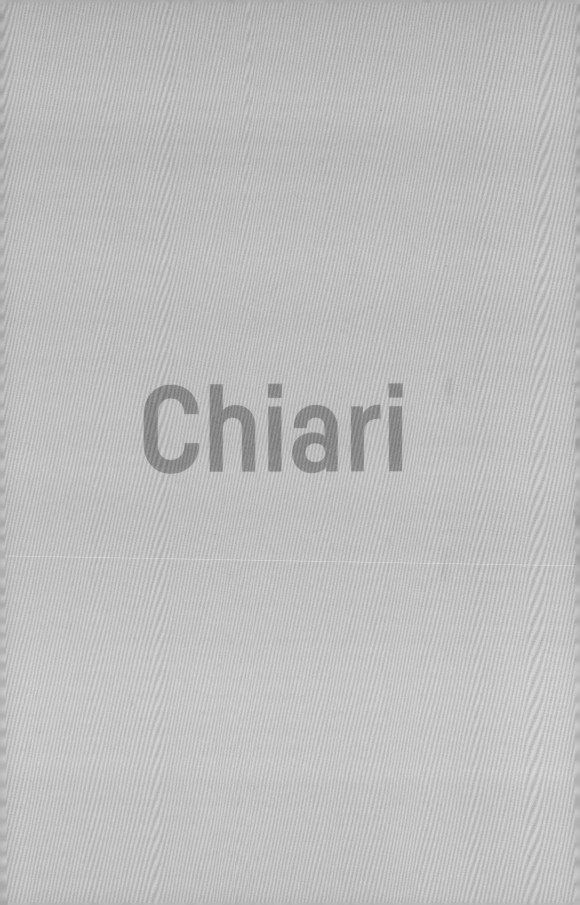

Chiari

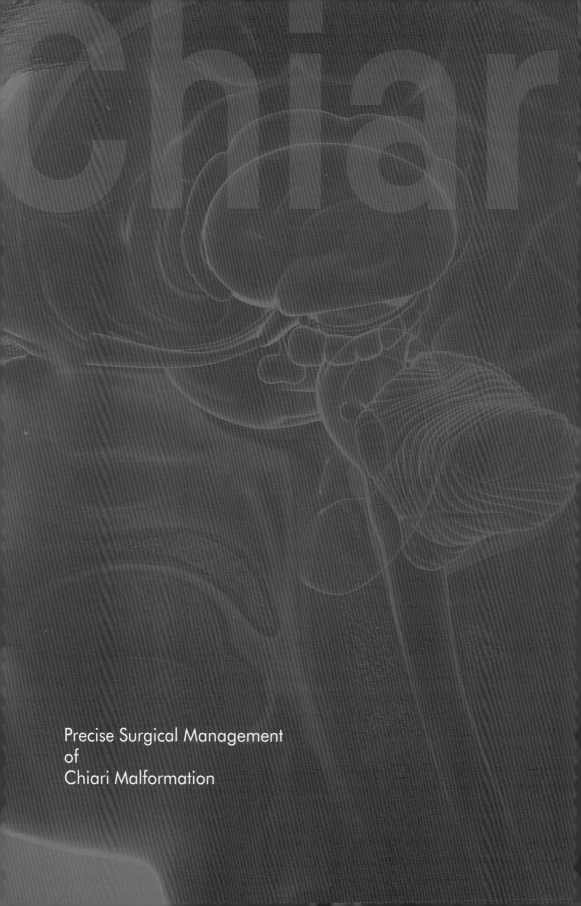

Precise Surgical Management
of
Chiari Malformation

13

Chiari畸形
合并脊柱侧凸的手术治疗

13.1　Chiari畸形合并脊柱侧凸概述

脊柱侧凸是儿童Chiari畸形（Chiari malformation，CM）最常见的骨科临床表现，脊柱核磁共振成像（MRI）研究显示，2%～26%的初始诊断为"特发性脊柱侧凸"的患儿存在神经系统异常，其中最常见的就是CM和脊髓空洞症。大规模流行病学调查发现，CM患者中有15%～50%伴有脊柱侧凸。CM合并脊柱侧凸患者中男女患者数量相近，男性稍多，这有别于特发性脊柱侧凸以女性患者为主的特点。此外，CM合并脊柱侧凸左胸弯、双胸弯、三弯、长胸弯（下端椎在T12以远）发生率较高。一些表现为右胸弯的CM合并脊柱侧凸，也往往表现为端椎和/或顶椎位置上移或下移的特征。因此Spiegel D A等将这类侧凸弯型/特征命名为"不典型"（atypical）侧凸弯型。与特发性脊柱侧凸相比，CM脊柱侧凸呈"不典型"侧凸弯型的比例明显较高，几乎达到半数，其中左胸弯的发生率约为32%～40%。CM合并脊柱侧凸的治疗包括保守治疗与手术治疗。保守治疗的处理方式与特发性脊柱侧弯相同。而对于严重、早发的CM合并脊柱侧弯病例，可采用由支具治疗逐渐过渡到手术治疗的方式，手术亦可采用生长引导手术治疗的方法。本章重点阐述CM合并脊柱侧凸的手术治疗要点。

13.2　Chiari畸形合并脊柱侧凸的术前评估

13.2.1　Chiari畸形合并脊柱侧凸的症状和体征

CM的本质是小脑扁桃体下疝形成，直接压迫脊髓，或者由于形成的脊髓空洞对脊髓的机械压迫，导致了一系列的神经功能障碍。颈部疼痛及枕后头疼是儿童CM最为常见的症状。这种疼痛可沿着脊柱放射，甚至蔓延到前部身体，没有固定的规律，但Valsalva动作会加重疼痛。对于幼儿，因尚未具备语言表达能力，疼痛可能表现为易激性、角弓反张或持续哭闹。最常见的神经损害体征为腹壁反射消失或不对称（91%）、浅感觉减退（91%）和肌力下降（42%）。以上神经损害由于不严重易被忽略或被脊柱侧凸的外观畸形所掩盖。术前必须进行全面而标准的神经系统相关检查。

13.2.2 Chiari畸形合并脊柱侧凸的影像学评估

脊柱侧凸是CM患者最常见的首诊原因，有别于特发性脊柱侧凸，CM合并脊柱侧凸具有胸弯多于腰弯、左胸弯多于右胸弯、后凸型胸弯多于前凸型胸弯、脊柱侧凸的弧度变化不均匀等临床影像学特征。手术治疗方法与特发性脊柱侧凸相似，不同之处在于Chiari畸形合并脊柱侧凸患者接受脊柱侧凸矫形治疗之前，大部分会被建议首先接受CM后颅窝减压手术（posterior fossa decompression，PFD）。PFD术不仅可以解除CM脑干及小脑受压状态，恢复正常脑脊液流体动力学，使脊髓空洞体积明显减小，同时约40%的CM患儿后颅窝减压术后可获得脊柱侧凸的稳定或改善。而关于脊柱侧凸的手术标准目前多数学者以Cobb角40°～50°为界限，因为总结PFD术后脊柱侧凸进展的危险因素发现，Cobb角<30°的患者单纯行PFD术可显著降低侧凸进展和矫形手术的风险，甚至相当一部分患者通过保守治疗侧凸得到明显改善，而高于该界限的患者PFD术效果往往不理想（图13-1），对于同时伴有后凸畸形（TK>50°）的患者结果更是如此。

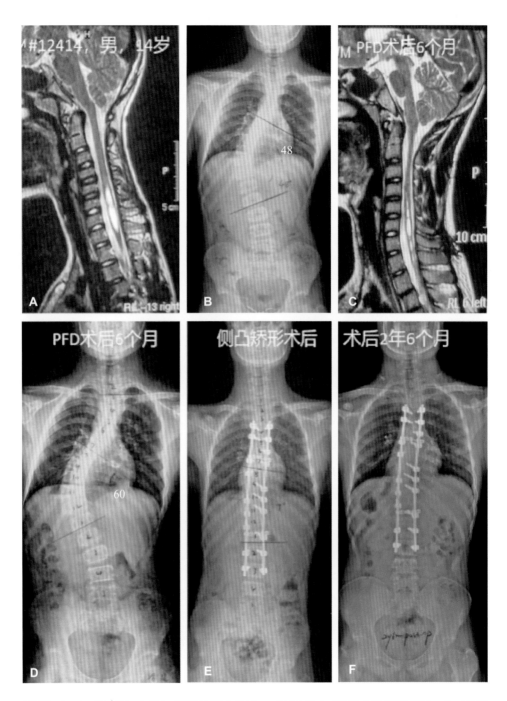

图13-1　A、B：男，14岁，因脊柱侧凸首诊，MRI示Chiari畸形合并脊髓空洞；C：PFD
　　　　术后6个月，脊髓空洞明显改善；D：PFD术后6个月，侧凸出现明显进展；E：
　　　　PFD术后6个月行脊柱矫形手术治疗；F：侧凸矫形术后2年6个月，侧凸矫形效
　　　　果良好

13.3　Chiari畸形合并脊柱侧凸的手术适应证

（1）影像学显示患者脊柱侧凸Cobb角超过40°～50°；

（2）患儿脊柱侧凸Cobb角未及40°～50°，但进展迅速，每年增加超过10°。

13.4　Chiari畸形合并脊柱侧凸的治疗策略

对于严重早发性CM脊柱侧凸患儿，可使用生长引导手术治疗，其中生长棒技术最为常用。相比早发性特发性脊柱侧凸，早发性CM脊柱侧凸患儿常因其"不典型"弯型而使得生长棒手术治疗充满挑战。部分CM脊柱侧凸患者存在胸椎过度后凸，这可能会使得近端应力增大，更易发生近端内固定相关并发症。对CM脊柱侧凸的终末融合矫形术多采用后路矫形内固定，采用后路全椎弓根螺钉矫形融合术能获得更加满意的矫正效果。

CM脊柱侧凸属于神经肌肉型脊柱侧凸，但该类型脊柱侧凸很少发生严重骨盆倾斜，手术多不需要固定到骶骨和骨盆，手术策略与特发性脊柱侧凸的手术方式类似。但由于此类侧凸的发生及发展受到下疝的小脑扁桃体与脊髓空洞的影响，其椎旁肌的失神经支配导致侧凸的代偿能力下降，容易发生侧凸矫形术后躯干失平衡。因此，对于此类严重的侧凸矫形以往多要求行后路融合固定至稳定椎以维持术后冠矢状面的平衡（图13-2）。远端固定椎通常止于稳定椎或下端椎以下1～2个椎体，但大部分患儿不需要固定至下腰椎。

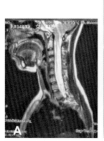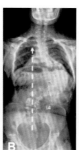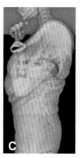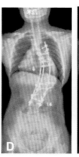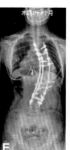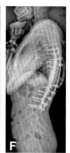

图13-2　女，21岁，Chiari畸形I型伴脊髓空洞（A）合并右胸弯（B、C）。冠状面胸椎侧凸Cobb角135°（B），矢状面胸椎过度后凸，Cobb角90°（C）。行后路顶椎区多节段SPO截骨矫形内固定术后（固定范围T4-L4，L4为稳定椎）显示胸椎侧凸及后凸矫正满意（D）。术后1年7个月随访，显示冠矢状面平衡维持良好（E、F）

13.5　Chiari畸形合并脊柱侧凸的手术要点

（1）**麻醉**　气管内插管全身麻醉。

（2）**体位**　俯卧位。胸廓及双侧髂嵴下垫枕，避免腹部受压。

患者俯卧于Hall-Relton脊柱手术架上，或使用Jackson万向手术床。该手术床的设计允许腹部悬空，不妨碍静脉的回流，因此腹内压较低，椎管内压和后方静脉压均较低，从而可减少术中出血。手术架支撑圆枕位于两侧胸部（乳房）及前侧的两髂嵴部位，必须注意不能压迫腋窝，以避免臂丛神经的损伤。上、下肢两侧均应有适宜的软垫及支撑。

（3）**操作步骤**

① 背部后正中切口，根据病变部位选择切口长度。

② 切开皮肤、皮下组织、浅筋膜和腰背筋膜至棘突。在棘突两侧切开附着于棘突的骶棘肌，由远端向近端，骨膜下剥离两侧骶棘肌，显露椎板和关节突关节，外侧填塞干纱布条压迫止血。抽出纱布条，放置自动拉钩牵开两侧肌肉，可清晰显露棘突、椎板、关节突和

横突。

③ 在融合内固定上下交界处，必须很好地保护棘上、棘间韧带和关节囊，维持此处较好的软组织力量，防止术后出现交界性后凸。

④ 为减少出血，在植骨融合前仅暴露至关节突外缘，手术结束前准备植骨时再向外暴露至横突。

⑤ 根据术前影像学测量结果及术中解剖标记，找出进钉点，根据内倾角、头尾倾角及钉道长度有效置钉。

⑥ 为增加矫形效果，充分去旋转，有时行单个或多个节段的椎体楔形截骨术充分进行松解。

⑦ 对侧凸矫形、上棒，用生理盐水2000ml反复冲洗以减少术后无菌性炎症反应。

⑧ 充分止血后进行植骨，逐层缝合肌肉、筋膜、皮下组织、皮肤，无菌包扎。

参考文献

1. Wu L,Qiu Y,Wang B,et al. The left thoracic curve pattern:a strong predictor for neural axis abnormalities in patients with "idiopathic" scoliosis. Spine (Phila Pa 1976),2010,15; 35(2):182-185.
2. 吴涛,孙旭,朱泽章,等. 儿童Chiari畸形伴脊柱侧凸的影像学特点与临床意义. 临床小儿外科杂志,2010,9(4):243-247.
3. Bhangoo R,Sgouros S. Scoliosis in children with Chiari I-related syringomyelia. Childs Nerv Syst,2006,22(9):1154-1157.
4. Attenello F J,McGirt M J,Atiba A,et al. Suboccipital decompression for Chiari malformation-associated scoliosis:risk factors and time course of deformity progression. J Neurosurg Pediatr,2008 ,1(6):456-460.
5. 王嵘,邱勇,蒋健,等. 脊柱侧凸为首发症状的Chiari畸形临床研究. 中华神经外科杂志,2008,24(8):617-619.
6. 何中,秦晓东,殷睿,等. Chiari畸形I型伴脊柱侧凸患者影像学特征的自然史:一项横断面研究. 中华骨科杂志,2020,40(4):199-207.
7. Muhonen M G,Menezes A H,Sawin P D,et al. Scoliosis in pediatric Chiari malformations without myelodysplasia. J Neurosurg,1992,77(1):69-77.
8. Jiang L,Qiu Y,Xu L,et al. Selective thoracic fusion for adolescent thoracic scoliosis secondary

to Chiari I malformation:a comparison between the left and the right curves. Eur Spine J,2019, 28(3):590-598.

9. Sha S,Zhu Z,Qiu Y,et al. Natural history of scoliosis after posterior fossa decompression in patients with Chiari malformation/syringomyelia. Zhonghua Yi Xue Za Zhi,2014,94(1):22-26.

10. Sha S,Zhu Z,Sun X,et al. Effectiveness of brace treatment of Chiari malformation-associated scoliosis after posterior fossa decompression:a comparison with idiopathic scoliosis. Spine (Phila Pa 1976),2013,38(5):E299-305.

11. Zhu Z,Wu T,Zhou S,et al. Prediction of curve progression after posterior fossa decompression in pediatric patients with scoliosis secondary to Chiari malformation. Spine deform,2013, 1(1):25-32.

12. Sha S,Zhu Z,Lam TP,et al. Brace treatment versus observation alone for scoliosis associated with Chiari I malformation following posterior fossa decompression:a cohort study of 54 patients. Eur Spine J,2014,23(6):1224-1231.

13. Shi B,Qiu J,Xu L,et al. Somatosensory and motor evoked potentials during correction surgery of scoliosis in neurologically asymptomatic Chiari malformation-associated scoliosis:A comparison with idiopathic scoliosis. Clin Neurol Neurosurg,2020 ,191:105689.

14. Feng E,Jiao Y,Liang J,et al. Surgical scoliosis correction in Chiari-I malformation with syringomyelia versus idiopathic syringomyelia. J Bone Joint Surg Am,2020,102(16):1405-1415.

15. Chotai S,Basem J,Gannon S,et al. Effect of Posterior Fossa Decompression for Chiari Malformation-I on Scoliosis. Pediatr Neurosurg,2018,53(2):108-115.

16. 余可谊,沈建雄,邱贵兴,等. 选择性胸椎融合治疗脊柱侧凸合并脊髓空洞症. 中华外科杂志,2011,49(7):4.

17. Jain A,Hassanzadeh H,Puvanesarajah V,et al. International Spine Study Group. Incidence of perioperative medical complications and mortality among elderly patients undergoing surgery for spinal deformity:analysis of 3519 patients. J Neurosurg Spine,2017,27(5):534-539.

（邱　勇，何　中　南京大学医学院附属鼓楼医院）